Ana Maria Lajusticia Bergasa

Magnesium und Sport

Über die Gefahren von Magnesiummangel

Übersetzt aus dem Spanischen
von Susanne Müller-Posch

ENNSTHALER VERLAG STEYR

Titel der spanischen Originalausgabe:
El Magnesio en el deporte
Muerte súbita en jóvenes sanos. Por qué los etíopes y los kalenjin ganan las competiciones de fondo

Übersetzt aus dem Spanischen von Susanne Müller-Posch (www.word-art.at)

www.ennsthaler.at

ISBN 978-3-85068-972-4
Ana Maria Lajusticia Bergasa · Magnesium und Sport

Ennsthaler Gesellschaft m.b.H. & Co KG, 4400 Steyr, Austria
Satz und Umschlaggestaltung: Thomas Traxl & Ennsthaler Verlag, Steyr
Umschlagbild: © Image Source / Fotolia.com
Druck und Bindung: Těšínská Tiskárna, Český Těšín

Inhalt

Vorwort

Was Sie in der Hand halten, ist kein herkömmlicher Ratgeber. Es ist vielmehr eine Sammlung von Schriften und Fakten, die unterstreichen sollen, was ich für wichtige Informationen erachte – und was, wie ich über die letzten Jahre festgestellt habe, in den Ernährungs- und Nährstoffempfehlungen für Sportler nicht ausreichend zur Sprache kommt.

In diesem Buch finden sich auch mehrere von mir verfasste Artikel, die in unterschiedlichen Medien erschienen sind. Die Botschaft ist immer die gleiche. Nun werden Sie sagen, ich wäre vom Thema Magnesium geradezu besessen und sei ganz schön lästig. Lästig bin ich, besessen nicht. Sagen wir, ich bin vertraut mit Themen, die viele Experten lange übergangen haben.

So hat man nach vierzig Jahren endlich anerkannt, dass in der Knochenneu- und -nachbildung Magnesium eine ebenso große Rolle spielt wie Kalzium – eine Tatsache, auf die ich seit 1975 hinweise; oder auch, dass in der sogenannten westlichen Welt eine Unterversorgung mit Magnesium immer häufiger und immer verbreiteter ist. Schwarz auf weiß wurde mir vorgeworfen, meine Artikel seien unverantwortlich und die Erkenntnisse nicht bewiesen. Na gut, ich kann warten – wer zuletzt lacht, lacht am besten. Nun, ich bin über neunzig, ist es wohl so weit.

Immer wieder wird deshalb in diesem Buch die Rede sein von den wichtigsten chemischen Reaktionen im Körper, bei denen Magnesium eine Rolle spielt. Der Sinn dieser Wiederholung: Je mehr Leute davon wissen, desto besser. Und um zu wissen, warum die großen Leichtathletik-Wettbewerbe so oft von Äthiopiern, Kenianern und gelegentlich Ugandern gewonnen werden (also von Menschen aus Gebieten des Großen Afrikanischen Grabens), muss man nur die Zusammensetzung der Böden kennen, auf denen dort Landwirtschaft betrieben wird. Sie sei im Folgenden kurz vorweggenommen. Mineralogisch setzen sich diese Böden aus Olivin, Pyroxen und Amphibol zusammen, chemisch gesehen ist das: SiO_4 Mg Fe für Olivin; $(SiO_3)_2$ Mg Fe für Augit und Si_8O_{22} $(OH)_2$ Ca Fe Mg für Hornblende.

Das heißt, die Böden sind chemisch folgendermaßen zusammengesetzt: O – 44,8 %; Si – 21,5 %; Mg – 22,8 %; Fe – 5,8 %; Al und Ca – etwa 2 %; Na – 0,3 %; K – 0,03 %. Schwer nachzuvollziehen, deshalb gebe ich im Anschluss die Zusammensetzung der Oxide aus Salvats Enzyklopädie der Wissenschaften (Enciclopedia de las Ciencias), für dieses Buch leicht abgeändert, wieder.

Die oben besprochene Bodenzone wird aufgrund ihres Magnesiumreichtums auch SIMA genannt (SI für Silicium, MA für Magnesium). Dagegen wird die SIAL-Schicht aus Kalium-, Natrium- und Kalzium-Alumosilikaten gebildet. SIAL bildet die Erdkruste. Im Granitgestein kommt Magnesium praktisch nur als Magnesiumeisenglimmer (Biotit) vor.

In den oben genannten Regionen Afrikas ernähren sich die Bewohner schon von klein auf mit magnesiumreichen Lebensmitteln und legen dadurch Reserven an, die sich insbesondere in der Knochenhaut (Periost) einlagern. In Situationen mit großem Magnesiumbedarf können sie diese Reserven anzapfen.

Wer nicht in Gegenden mit magnesiumreichen Böden lebt, führt in der Regel mit der Nahrung nicht so viel Magnesium zu. Nur, wenn Sportler besonders große Mengen magnesiumreicher Lebensmittel wie Kakao, Mandeln und Soja zu sich nehmen, können sie in ihrem Knochengerüst Vorräte anlegen. Diese gleichen den großen Verbrauch aus, der sich durch regelmäßigen Leistungssport ergibt.

Alle diese Faktoren halte ich für sehr wesentlich, habe aber in der Literatur noch keine Stelle gefunden, an der sie berücksichtigt werden. Deshalb habe ich im Folgenden einige meiner Artikel und Schriften zitiert, die zusammengenommen die Bedeutung des Themas unterstreichen sollen.

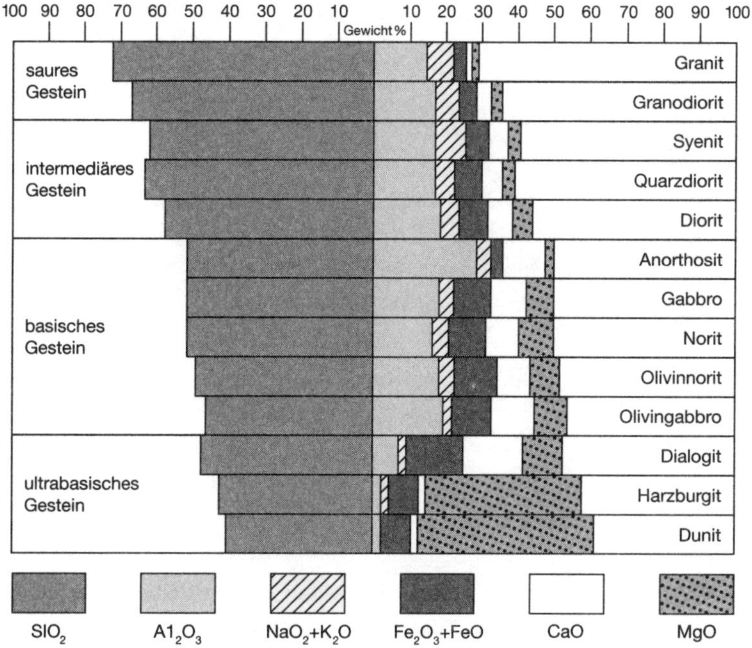

Chemische Zusammensetzung der wichtigsten Gruppen von magmatischem Gestein mit Intrusionen (modifiziert nach Daly und Schneiderhöhn).

I. Magnesium: Bedeutung und Bedarf

Magnesium im Sport

Wer Ausdauersport betreibt, weiß, dass Kaliummangel im Muskel zu Krämpfen führt. Was die meisten nicht wissen, ist, dass Magnesiummangel die gleiche Auswirkung hat. Warum? Wenn sich der Muskel zusammenzieht, wird Kalium abgegeben und Natrium sowie Kalzium aufgenommen. Das heißt, im kontrahierten Muskel ist von Natrium- und Kalzium-Kationen zu viel vorhanden, von Kalium wiederum zu wenig.

Nun weiß man, dass zum Auffüllen von Kalium und zur Reduktion von Natrium und Kalzium Adenosintriphosphat (ATP) nötig ist, das wiederum magnesiumabhängig ist (daher bezeichnen es manche Chemiker auch als MgATP).

Magnesium spielt jedoch zusammen mit ATP nicht nur in den Muskeln des Bewegungsapparats eine Rolle, sondern auch für die glatten Muskeln der Gefäßwände und des Herzens. Folglich kann ein Magnesiummangel nicht nur zu Muskelkrämpfen führen, sondern auch zu einer Verengung der Arterien und zu Herzrhythmusstörungen – eine Tatsache, die vielen Sportlern nicht klargemacht wird.

Das ist jedoch nur der Anfang: Magnesium ist auch am Citratzyklus beteiligt, einem Stoffwechselprozess, bei dem es unter anderem den Eintritt von Acetyl-CoA für die Energieverbrennung steuert. In der Gewinnung von Bewegungsenergie spielt Magnesium also eine überaus wichtige Rolle. Auch das wird meines Wissens Sportlern nicht vermittelt.

Des Weiteren braucht das Nervensystem Magnesium für seine Arbeit; etwa für die Bildung von Neurotransmittern, die Wiederherstellung des Membranpotenzials und den Erhalt des Aktionspotenzials zur Übermittlung von Nervenimpulsen.

Und es geht noch weiter: Magnesium wird auch für Botenstoffe in der Bildung und Reparatur von Sehnen-, Knorpel-, Bänder- und

Bindegewebe benötigt, in drei Stadien der Peptidbindung und für die Stabilität der Ribosomen.

Nach all diesen Ausführungen fragen Sie sich sicher, warum die Bedeutung dieses so wichtigen chemischen Elements nicht genauer bekannt ist – noch dazu Sportlern, die regelmäßig durch Training viel davon über Schweiß und Urin verlieren. Dazu kommt, dass unsere Nahrung immer magnesiumärmer wird, weil es in der Landwirtschaft immer weniger Viehhaltung gibt und stattdessen schon seit mehr als siebzig Jahren fast ausschließlich mit Stickstoff, Phosphor und Kalium gedüngt wird. Darüber hinaus besteht der Großteil der europäischen sowie mittel- und ostamerikanischen Böden in erster Linie aus Natrium-, Kalium- und Kalziumsilikaten und liefert somit kein Magnesium.

Damit kommen wir zu einem augenfälligen Faktum: Achten Sie einmal darauf, wer die meisten wichtigen Leichtathletik-Wettkämpfe gewinnt. Es sind in erster Linie Äthiopier und Kenianer, und unter ihnen vor allem jene, die aus der Gegend des Ostafrikanischen Grabens, des Rift, stammen. Der Rift besteht aus Vulkanketten, die über Jahrhunderte Asche spuckten. Die Vulkanasche findet sich in den Böden in dieser Gegend und auch im Lehm, den der Blaue Nil mit sich bis nach Ägypten führt, wo er die Erde zu einer der fruchtbarsten weltweit macht.

Ascheböden sind reich an Magnesium. Diese Böden sind es, und das ist der wesentliche Punkt, die ihren Bewohnern Nahrungsmittel mit einem hohen Magnesiumgehalt liefern. Wir wissen auch, dass Magnesium vor allem in Getreide, Kernen und Samen enthalten ist, einem Hauptnahrungsmittel dieser Nationen, die in den härtesten sportlichen Wettkämpfen alle Rekorde brechen.

Denn schon von Kindheit an ernähren sich Äthiopier und Kalendjin (eine Gruppe von Völkern, die im Westen Kenias und am Rift Valley in Kenia leben) von Lebensmitteln, die besonders viel von diesem wichtigen Mineral enthalten. So legen sie Magnesiumvorräte an, die vor allem in der Knochenhaut gespeichert werden und aus denen der Körper das Mineral bezieht, wenn der Magnesiumgehalt im Blut durch Verluste über Schweiß und Urin sinkt.

Bei weißen Athleten dagegen, die diese Reserven nicht haben, sind die Magnesiumvorräte im Körper rasch erschöpft, sie leiden unter Muskelkrämpfen oder Verspannungen; im schlimmsten Fall kann es sogar zum plötzlichen Herztod kommen, sei es durch Herzrhythmusstörungen oder durch »ungeklärte Ursache«, wie es heißt, wenn bei den Betroffenen keine Herz-Kreislauf-Probleme bekannt waren.

Magnesium und Kollagen im menschlichen Körper

Wichtig für Sportler

Kollagen macht 38 Prozent des Gesamtproteingehalts im Körper aus, das heißt, es kommt mit großem Abstand in höchster Menge im Organismus vor, bei Menschen ebenso wie bei höher entwickelten Säugetieren.

Kollagen ist die Grundsubstanz von Knochen, Knorpeln, Sehnen und Bändern. Alles Protein im Knochen ist Kollagen. In den Bändern macht auch Elastin einen Teil des Gesamtproteins aus, wobei die Aminosäuren, die Elastin bilden, auch die Aminosäuren des Kollagens sind.

Zwischen den einzelnen Monomeren, den Einzelbestandteilen des Kollagens, liegen Lücken, in denen sich beim Knochen das Kalziumphosphat und bei den Gelenken das Chondroitinsulfat einlagert. In den Sehnen sind die Kollagenfäden parallel gebündelt.

Kollagen ist jedoch auch in der Magen- und Darmwand und in den Gefäßwänden in großen Mengen vorhanden. Bei stark fortgeschrittener Arthrose kommt es deshalb auch rasch zu Blutergüssen und häufig zu verschiedenen Verdauungsproblemen, darunter gelegentlich auch Darmdivertikeln, wenn die Darmwand an dieser Stelle dünn oder brüchig ist.

Weiters findet sich Kollagen in der Hornhaut, im Zahnfleisch, in Haut und Kopfhaut. Dort wird eine Verbesserung oder Verschlechterung des Gewebezustandes auch schneller wahrgenommen als etwa im Skelett.

Liest man all dies, wird deutlich, wie viel vom Verbrauch und der Nachbildung dieses Proteins abhängt. Es spielt nicht nur eine Rolle für ein gesundes Skelett, sondern auch für so wichtige Dinge wie eine junge und gesunde Haut, die Funktion der Gefäßwände, des Verdauungsapparats und all der anderen Faktoren, von denen oben schon die Rede war.

Nun wissen wir, warum die Fähigkeit zur Kollagenbildung so wichtig ist. Sehen wir uns näher an, warum dieses Protein so einzigartig ist: Es wird zu sechzig Prozent von nur drei Aminosäuren gebildet. Diese drei machen also mehr als die Hälfte des Kollagens aus: Glycin (auch Glykokoll genannt), Prolin, Lysin und deren hydroxylierte Derivate.

Damit unser Körper Kollagen bildet, ist es das Beste, auch Kollagen aufzunehmen. Tatsächlich gab es bei uns, als ich klein war, zu Mittag täglich eine Suppe, in der über Stunden Knochen mitgekocht wurden; zu Hause kam Kalbsbein auf den Tisch, und wenn Hühner geschlachtet wurden, auch die Hühnerfüße, von denen die gelbe Haut und die Krallen entfernt worden waren. Damals wusste man aus Erfahrung, dass es gut ist, über Suppe oder Gerichte wie geschmorte Schweinefüße oder Kutteln Kollagen zu sich zu nehmen.

Diese Gerichte waren nicht teuer, aber man musste viel Zeit in der Küche zubringen – etwas, das heute zunehmend unmöglich ist.

Weil sie über Jahre nicht zubereitet wurden, sind viele Rezepte unserer Mütter und Großmütter mittlerweile verloren gegangen.

Die große Frage aber ist nun: Warum braucht es zum Kollagen auch Magnesium? Magnesium ist für die Bildung von Proteinen unerlässlich. Die heutigen Lebensmittel liefern immer weniger Magnesium, vor allem deshalb, weil die meisten landwirtschaftlichen Betriebe, die kein Vieh halten, ihre Böden mit Kunstdünger präparieren. Dünger versorgt den Boden mit Stickstoff, Phosphor und Kalium. Das ist nicht schlecht, aber unzureichend, denn mit der Ernte werden dem Boden im Schnitt zwanzig Kilogramm Magnesium pro Hektar und Jahr entzogen. Dieses Magnesium wird nicht ersetzt oder wieder rückgeführt. Dadurch werden die Böden immer magnesiumärmer – und ebenso die Produkte, die wir darauf anbauen.

Ein Versäumnis, das sich rächt: Denn Magnesium ist auch für die Gehirnleistung notwendig. Magnesiummangel führt zu Angstzuständen und zu scheinbar unerklärlicher Nervosität, er äußert sich auch in Unruhe und Reizbarkeit. Betroffene können häufig nicht klar denken und sich Gelerntes nicht merken. Oft sind auch die Reaktions- und Konzentrationsfähigkeit stark eingeschränkt.

Die Mütter von Kindern, die als »unruhig« gelten, litten in der Schwangerschaft vermutlich an Magnesiummangel, der allerdings nicht entdeckt wurde, weil die Ärzte die Muskelkrämpfe und Verspannungen, an denen sie litten, nicht mit diesem Mangel in Verbindung brachten.

Darüber hinaus ist Magnesium unabdingbar, um der Zelle das in der Muskelkontraktion verbrauchte Kalium wieder zuzuführen. Auch wenn immer die Rede von Kalium ist, wenn es um Verspannungen, Tics und Muskelkrämpfe geht, wird meines Wissens nie dazugesagt, dass für die Kaliumversorgung der Zelle neben ATP auch Magnesium notwendig ist und dass die Membranpumpen, die den MgATP-Komplex benötigen, ohne die passende Magnesiumionen-Konzentration nicht arbeiten können.

Dadurch kann es nicht nur zu Muskelverkrampfungen, sondern auch zu Herzflimmern kommen, das bis hin zum Tod führen kann. Das klingt hart, aber mich erstaunt es, dass die Medizin diesem Thema noch nicht mehr Studien gewidmet hat. So sind zum Beispiel laut dem amerikanischen Magnesium-Experten Burton Altura zwischen 30 und 40 Prozent der plötzlichen Todesfälle im Sport auf einen Magnesiummangel zurückzuführen. Diese Auffassung teile ich.

Wie komme ich zu dieser Annahme? Innerhalb kurzer Zeit hat dieses Problem nun fünf Fußballer aus der ersten Liga in Spanien betroffen, also Personen, deren Gesundheit und Herz genauesten Kontrollen unterlagen. In den Vereinigten Staaten von Amerika wiederum hat man die Todesfälle von 28 Marathonläufern in den Jahren 2000 bis 2009 untersucht, und man stellte fest, dass bei den über 45-Jährigen zu 93 Prozent ein Herzinfarkt die Todesursache war; bei den Jüngeren konnte man den Auslöser nicht feststellen, die Fälle gelten daher als plötzlicher Herztod ungeklärter Ursache.

Ich rate jedenfalls, genau auf die Magnesiumkonzentration im Blut zu achten, denn hier werden oft falsche Grenzwerte angegeben. Als gesund gelten 1,6 bis 2,6 mg pro 100 cm^3, obwohl tatsächlich ein Wert zwischen 2,2 und 2,6 günstig ist. Nicht nur das: Schon bei 1,4 mg/100 cm^3 kann es zum plötzlichen Herztod kommen – ein Wert, der dem vermeintlich gesunden Wert von 1,6 mg sehr nahe kommt, aber bereits gefährlich ist.

Alle Sportbegeisterten unter Ihnen frage ich: Erstaunt es Sie nicht, dass gerade Äthiopier, Kenianer oder Ugander Wettkämpfe gewinnen, die eine große Widerstandskraft erfordern? Mit etwas Logik und Hausverstand kommt man schnell zu dem Schluss, dass »etwas« in der Ernährung dieser Athleten in anderer Menge vorhanden sein muss als in der sogenannten Ersten Welt.

Meine klare Antwort darauf: Die Böden in Äthiopien, Kenia und Uganda enthalten Vulkanasche mit einer sehr hohen Magnesiumkonzentration, und auch die Lebensmittel aus diesen Ländern haben einen weitaus höheren Magnesiumgehalt als jene, die nur mit Stickstoff, Phosphor und Kalium gedüngt wurden. Folglich sind es die Magnesiumreserven dieser Sportler, die es ermöglichen, dieses wichtige Mineral bei sportlicher Anstrengung freizusetzen.

Denn Magnesium dient:

a) der Muskelentspannung und folglich auch der Vermeidung von Verspannungen, die die Arterien verengen und die Herztätigkeit beeinträchtigen.
b) der Energiegewinnung bei bestimmten Stoffwechselvorgängen (dem sogenannten Citratzyklus).
c) der Gehirnleistung – dabei ist zu beachten, dass der Magnesiumverbrauch bei übermäßigem Stress viel größer ist.
d) der Reparatur und Nachbildung aller Körpergewebe, das heißt sowohl der Sehnen, Knorpel und Knochen als auch der Muskeln.

Mit etwas Hausverstand und einigen biochemischen Grundlagen sollten meine Überlegungen also gut nachvollziehbar sein.

Außerdem empfehle ich, dass nach einem Wettkampf der Wert des Magnesiumions Mg^{++} kontrolliert wird. Dann nämlich lässt sich feststellen, ob die Athleten über den gesamten Wettkampf hinweg ausreichend Magnesium zur Verfügung hatten – für die Muskelentspannung, den Stoffwechsel, den durch Stress erhöhten Verbrauch und schließlich auch, um den Magnesiumverbrauch in den Gelenken zu ersetzen.

Kenia und die Kalendjin

Kenia ist neben Äthiopien jene Nation, die in den Leichtathletik-Langstreckenbewerben der Olympischen Spiele und Weltmeisterschaften die meisten Sieger hervorbringt.

Kenia zählt acht Verwaltungsbezirke auf 580.000 km² und 40 Millionen Einwohner verschiedener ethnischer Gruppen. Wie Äthiopien und Uganda ist das Land vom Großen Afrikanischen Graben durchzogen, einer divergierenden Zone: das heißt, hier driften zwei Kontinentalplatten auseinander. Durch diese Verschiebungen kommt es zu wiederholten Vulkanausbrüchen und Erdbeben. Aus dieser Zone stammen die Kalendjin, jene Gruppe von Völkern, aus der die meisten erfolgreichen kenianischen Athleten kommen.

Klar, dass bereits aus verschiedenen Blickwinkeln untersucht wurde, was die Ursache ihrer großen Erfolge sein könnte: darunter die Seehöhe, auf der sie leben und auf der natürlicherweise der Hämatokrit- und Hämoglobinwert der Menschen ansteigt (das heißt, der Anteil der roten Blutkörperchen und des sauerstoffbindenden Blutfarbstoffs steigt); aber auch ihr charakteristisch leichter Körperbau mit überdurchschnittlich dichten Knochen und einem geringeren Lungenvolumen als dem anderer Läufer, was auf den ersten Blick paradox erscheint.

Auch die Ernährung der Kalendjin wurde überprüft. Diese Untersuchungen ergaben, dass sie durchschnittlich 56 Kilokalorien pro Kilogramm Körpergewicht verzehren, gegenüber 44 Kilokalorien bei weißen Läufern. Der Anteil der Proteine in der Nahrung macht bei den Kalendjin 14,5 Prozent aus, bei Weißen sind es 18 Prozent.

Die Ernährung der Kalendjin setzt sich vor allem aus Getreide, Hülsenfrüchten, Milch, Hühnerfleisch und in geringerer Menge auch aus Eiern zusammen; sie konsumieren viele Bananen, die reich an Kalium sind; und man weiß, dass sie, auch wenn sie das Leben eines Profisportlers führen, ihren Ernährungsstil nicht verändern.

Von den 40 Millionen Einwohnern Kenias sind nur 4,5 Millionen Kalendjin. Dennoch gehörten alle drei kenianischen Kandidaten im London-Marathon – Mutai, Kipsang und Kirui – dieser Ethnie an. Wo sie leben, nahe dem Rift oder Ostafrikanischen Graben, dringt Magma aus dem Erdinneren, bildet Basaltgestein und besonders in dieser Gegend auch Ascheboden, der auch den fruchtbaren Lehm ausmacht, den der Blaue Nil einst nach Ägypten trug und das Land zum fruchtbarsten der Welt machte (heute bleibt diese Vulkanasche größtenteils im Assuan-Staudamm zurück.)

Wie aber ist diese Vulkanasche zusammengesetzt? Hier die durchschnittlichen Werte der Erdkruste:

O – 44,8 %; Si – 21,5 %; Mg – 22,8 %; Fe – 5,8 %; Al und Ca – etwa 2 %; Na – 0,3 %; K – 0,03 %. Man beachte den hohen Magnesiumanteil im vulkanischen Boden und bedenke, dass es sich um Asche handelt, diese Gesteins- oder Mineralpartikel also einen Durchmesser von unter zwei Millimetern haben. Ihre Bestandteile können von Pflanzen leicht aufgenommen werden. Daher sind die Nahrungsmittel, die in dieser Gegend angebaut werden, besonders magnesiumreich.

Wir erinnern uns: Die Nahrung dieser Athleten besteht zu großen Teilen aus Kernen und Samen, also dem Teil der Pflanze mit der höchsten Magnesiumkonzentration – dem Element, das wiederum die Versorgung des Muskels mit Kalium und damit seine Entspannung erst ermöglicht. Zieht sich der Muskel zusammen, nimmt er Natrium und Kalzium auf und gibt Kalium ab. Um sich zu entspannen, muss er umgekehrt Kalium aufnehmen und Kalzium sowie Natrium abgeben.

So häufig vom Kalium die Rede ist, so selten weisen Ärzte darauf hin, dass Kalium nur dann ins Muskelinnere dringen kann, wenn Phosphor – auch dieses ist in Samen und Kernen enthalten – und eben Magnesium vorhanden sind, die in den Lebensmitteln vom Ostafrikanischen Graben in großen Mengen vorkommen.

SIAL-Gestein oder Erdrinde setzt sich vor allem aus Kalium-, Natrium- und Kalzium-Alumosilikaten zusammen. Im Gegensatz dazu besteht SIMA-Gestein aus Silikaten, die reich an Eisen und (wie ihr Name schon sagt) vor allem Magnesium sind (Si steht für Silizium und Ma für Magnesium). Magnesium ist aber, wie erwähnt, nicht nur für die Muskelentspannung wichtig, sondern auch für verschiedene Schritte im sogenannten Citratzyklus, das heißt, für die Energiegewinnung im Bewegungsablauf. Darüber hinaus ist es notwendig für die Gehirnleistung, einem zentralen Faktor in herausfordernden Wettkämpfen, sowie (ich werde nicht müde es zu betonen) für den Aufbau und die Nachbildung aller Proteine und folglich aller Gewebe im Körper.

Aber zurück zur Statistik: Tatsache ist, dass die Kalendjin 0,05 Prozent der Weltbevölkerung ausmachen – aber 40 Prozent in den Rankings der weltweiten Mittel- und Langstreckenlaufbewerbe.

Nicht zu vergessen ist, dass diese Menschen besonders selten an Herz-Kreislauf-Krankheiten leiden.

Folgen wir weiter dem Verlauf des Ostafrikanischen Grabens, gelangen wir nach Äthiopien und stoßen auf den ersten afrikanischen Leichtathleten, der 1960 bei den Olympischen Spielen in Rom die Goldmedaille im Marathon holte. Sein Name, Abebe Bikila, war damals weltweit ein Begriff, weil der Äthiopier barfuß lief. Auch der 25-fache Weltrekordhalter Haile Gebrselassie und andere Landsmänner, die zusammen mit den Kenianern 2012 insgesamt 161 Medaillen bei den Olympischen Spielen und der Weltmeisterschaft gewannen, stammen aus Äthiopien.

Ich frage mich: Wenn wir wissen – oder wissen müssten –, dass Magnesium eine so wichtige Rolle für die Muskelaktivität, die Gehirnleistung und die Nachbildung aller Körpergewebe spielt, wie ist es möglich, dass bisher noch niemand die Magnesiumkonzentration im Blut jener untersucht hat, die in den Wettkämpfen zu Tode kommen oder kollabieren?

Denn auch wenn innerhalb von zehn Jahren (zwischen 2000 und 2009) insgesamt 28 Läufer in den wichtigen Marathonwettkämpfen starben, blieb die Todesursache ungeklärt. Und bis heute ist niemandem bewusst, dass unter den Opfern kein einziger aus der Gegend des Ostafrikanischen Grabens stammte. Im Gegenteil, von dort kommen die Rekordhalter, also jene, die in den Wettkämpfen am meisten leisten.

Lassen Sie sich diese Botschaft in Ruhe durch den Kopf gehen. Sie werden zum gleichen Schluss kommen wie ich: Magnesium ist der bisher unterschätzte Faktor. Magnesium ermöglicht es den Menschen aus den genannten Ländern, die anspruchsvollsten Wettkämpfe zu gewinnen, denn sie haben aufgrund ihrer magnesiumreichen Ernährung eine natürliche Versorgung und auch die nötigen Reserven.

Magnesiumreserven und Ernährung: Unterschiede zwischen Kalendjin und Massai

Wenn sich aufgrund der Ernährung Magnesiumreserven im menschlichen Organismus ansammeln können, werden sie im Periost eingelagert, also in der Knochenhaut, die den Knochen überzieht. Das geschieht, wenn die Magnesiumionen-Konzentration im Blut den Bedarf des Körpers decken kann, wenn wir also magnesiumreiche Nahrung zu uns nehmen. Wie wir wissen, gilt das vor allem und mit großem Abstand für *Kerne und Samen.*

Andererseits wird Magnesium im Körper auch in großen Mengen verbraucht. Wie wir gesehen haben und noch sehen werden:

a) für den Entspannungsvorgang in den Muskeln des Bewegungsapparats, der Gefäßwände und des Herzmuskels; b) für die Energiegewinnung aus Glukose im Citratzyklus; c) für die Gehirntätigkeit und umso mehr in körperlich und psychisch fordernden Situationen, und schließlich d) für die Nachbildung aller wichtigen Körpergewebe.

Bei Langstreckenläufen, das betone ich gern wiederholt, kommen all diese Faktoren zum Tragen. Dafür sind *reichliche Magnesiumreserven* im Körper von größter Bedeutung. Dazu genügt es nicht, ein paar Tage lang Magnesium einzunehmen, weil man es gerade braucht. Diese Vorräte müssen sich über die Jahre aufgebaut haben – die Reserven müssen bereits in der Kindheit und Jugend aufgebaut worden sein und ein Leben lang regelmäßig gefüllt werden.

Wie lässt sich das nun erreichen? In erster Linie dadurch, dass Samen und Hülsenfrüchte die Nahrungsgrundlage bilden. Das gilt für Menschen aus der äthiopischen Region Oromia und für die Kalendjin. Ihre Grundnahrungsmittel sind Bohnen und Mais. Für alle, die sich sozusagen »westlich« ernähren, eignet sich Magnesium als Nahrungsergänzungsmittel.

Hier zeigt sich etwas, das bei der Untersuchung der physischen und sozialen Gegebenheiten dieser Völker offenbar außer Acht gelassen wurde. Denn diese Gegebenheiten gelten etwa auch für die Massai, eine ostafrikanische Volksgruppe im Süden Kenias und Norden Tansanias. Wie aber ernähren sich die Massai? In erster Linie von Milch und Fleisch. Die Massai sind keine Landwirte; ihre Religion besagt, dass die göttliche Mutter Erde nicht von der Klinge des Pfluges verletzt werden darf.

Bedenken Sie, dass das Blut (ich gehe davon aus, dass dies auch für höher entwickelte Säugetiere gilt) jener Teil des Körpers ist, in dem die Magnesiumkonzentration am niedrigsten ist; die Konzentration des Magnesiumions Mg^{++} im Serum beträgt etwa ein Millimol, im Zellinneren hingegen zehn Millimol. Etwas anschaulicher ausgedrückt, wären das 2,4 mg pro 100 cm^3 im Blut, aber 24 mg im Zellinneren (also im Fleisch), 12 mg wiederum in der Milch. Es gibt aber Samen und Hülsenfrüchte, die im Durchschnitt 230–250 mg pro 100 Gramm enthalten.

Die Massai ernähren sich also überwiegend von Lebensmitteln, die zwischen 12 und 24 mg Magnesium (Milch und Fleisch) oder nur 2,4 mg (Blutserum) enthalten. Die Äthiopier und Kalendjin wiederum nehmen vor allem Samen und Hülsenfrüchte zu sich, die etwa 240 mg pro 100 g enthalten.

Aus meiner Sicht macht das den bedeutenden Unterschied aus. Denn die Massai leben wie die Kalendjin in großer Höhe, zwischen 1000 und 1800 Metern Seehöhe. Die erfolgreichen Läufer aber stellen jene, die sich von Samen und Hülsenfrüchten ernähren und so von klein auf große Magnesiumreserven anlegen, die nach und nach freigesetzt werden können, wenn im Wettkampf große Mengen aus dem Gewebe und dem Blutserum verbraucht werden.

Ist es nicht auffällig, dass sehr große, langbeinige und schlanke, also durchaus athletische Menschen wie die Massai nicht Leichtathletik betreiben? Ich bin sicher, dass die Ernährung und die fehlenden Magnesiumreserven der Grund dafür sind.

Denken Sie darüber nach – bestimmt geben Sie mir recht.

Ernährung und Sport

Man geht davon aus, dass der menschliche Körper durch Bewegung Joule verbraucht, also mechanische Energie. Sie entsteht durch die Verbrennung zunächst von Glukose und, wenn diese verbraucht ist, von Fetten.

Glukose ist in Früchten (und Fruchtsäften, die ich deshalb sehr empfehle) enthalten. Auch Stärke, den Hauptbestandteil etwa von Teigwaren, Reis, Kartoffeln und Süßkartoffeln oder Brot, wandelt der Körper in Glukose um. Bis die Stärke verdaut und in Glukose umgewandelt ist, vergeht jedoch einige Zeit, deshalb wird eine Mahlzeit aus Nudeln oder Reis einige Stunden vor der sportlichen Betätigung empfohlen.

Im Grunde weiß jeder Athlet, was, wann und wie viel er essen muss, um eine gute Leistung zu erbringen. Was allerdings bisher zu wenig thematisiert und auch zu wenig beachtet wurde: In den Elektrolytgetränken, die im Wettkampf verbrauchte Reserven auffüllen sollen, ist es das Magnesium.

Es ist nun an mir, darauf hinzuweisen, dass bei körperlicher Anstrengung nicht nur Natrium, Kalium und Kalzium ausgeschieden werden, sondern eben auch Magnesium. Deshalb ist es wichtig, im Körper Reserven aufzubauen, die bei Bedarf freigesetzt werden können.

Erinnern Sie sich daran, dass bei langer körperlicher Betätigung oder Ausdauersport neben Mineralstoffen auch wasserlösliche Vitamine verloren gehen, nämlich Vitamin C und die acht B-Vitamine. Deshalb sind nicht nur Fruchtsäfte zu empfehlen, die ja Vitamin C enthalten.

Es lohnt sich darüber hinaus, Sportlern zum Beispiel Bierhefe als Vitamin-B-Quelle zu verabreichen. Denn Produkte wie Leber oder Blutwurst, die ebenfalls sehr reich an B-Vitaminen sind, spielen in der heutigen Ernährungsweise wohl kaum mehr eine Rolle. Die B-Vitamine sind für die Verbrennung von Kohlenhydraten, Fetten und für ein funktionierendes Nervensystem unabdingbar.

II. Magnesium im Sport

Einleitung

Das Thema, das auch titelgebend für dieses Buch ist, habe ich schon früher in verschiedenen Publikationen behandelt. Aber angesichts seiner Bedeutung und des Aufsehens um den Tod mehrerer junger, gesunder Männer – die meisten und bekanntesten unter ihnen Fußballer –, scheint es mir angebracht, das bisher Gesagte noch einmal in einem Band zu versammeln, der sich speziell dem Thema widmet.

Die große Frage lautet: Woran liegt es, dass immer mehr junge, eigentlich gesunde Sportler plötzlich sterben? Immerhin unterziehen sie sich regelmäßigen Untersuchungen, und vor einem Vertragsabschluss oder Spielantritt wird überprüft, ob sie den Anforderungen ihres Berufs gewachsen sind.

Es liegt also der Gedanke nahe, dass etwas in ihrem Organismus nicht gut funktioniert. Beispielsweise, weil sich die Muskeln der Arterien oder des Herzens versteifen. In der Folge wird das Herz oder das Organ, das mit den betroffenen Arterien verbunden ist, nicht ausreichend versorgt und kann seine Funktion nicht mehr ausüben.

Was kann nun der Auslöser für diese Versteifung des Herzmuskels oder der Gefäßmuskeln sein? Es ist ein Mangel an Kalium, denn dieses Element muss ins Innere der Muskelzellen transportiert werden, damit diese sich entspannen und gleichzeitig Natrium und Kalzium freisetzen, die bei der Anspannung in die Zellen eingetreten sind.

Und nun kommen wir zum Kern des Problems: Damit Kalium zusammen mit Phosphor (in Form von ATP) ins Zellinnere gelangen kann, ist Magnesium unabdingbar.

Genau das haben viele Ärzte (offensichtlich) nicht im Blick. Tatsache ist, dass unsere Lebensmittel immer weniger Magnesium enthalten. Denn in vielen Gegenden, wo nur Ackerbau, aber keine Viehzucht betrieben wird, wird mit Stickstoff, Phosphor und Kalium gedüngt, wo früher noch mit Jauche gedüngt wurde.

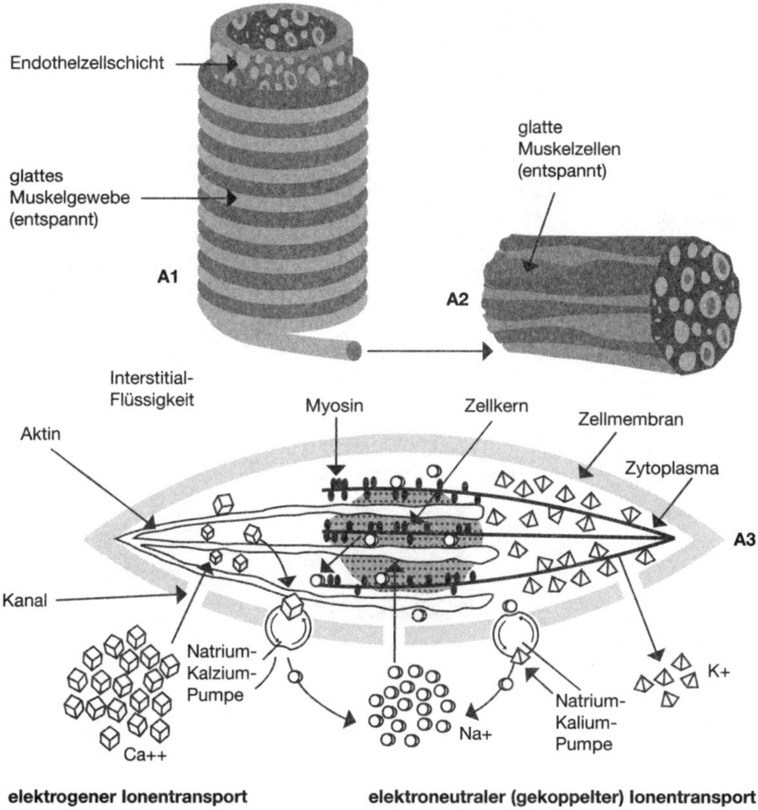

Normaler Druck. – Die Ionenpumpe (Ionentransport) regelt die Konzentration von Natrium, Kalium und Kalzium. Wenn die Natrium-Kalium- oder Natrium-Kalzium-Pumpen korrekt funktionieren, ist die Kaliumkonzentration im Zellinneren höher als im Zellzwischenraum. Der Eintritt von Kalium in die Zelle, gegen einen Konzentrationsgradienten, wird erst durch die Energie des magnesiumabhängigen ATP ermöglicht. Das heißt, der Membrantransport funktioniert dank der Aktion des Mg-ATP-Komplexes.

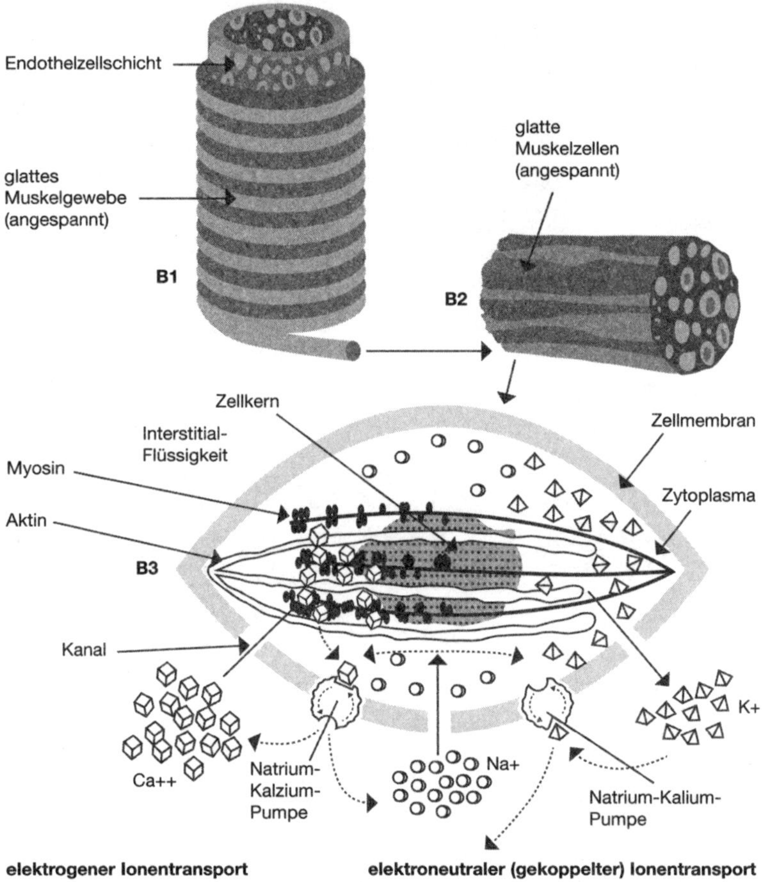

Überdruck. – Die Ionenpumpe (Ionentransport) ist nicht voll funktionsfähig, Natrium und Kalzium sammeln sich im Zellinneren, im Gegenzug tritt Kalium nicht ein. Dadurch bleibt die Aktin-Myosin-Bindung erhalten und der Muskel angespannt. Diese Blockade der glatten Organmuskelschicht ist bei vielen Menschen der Grund für Bluthochdruck. Jüngsten Studien zufolge ist bei ihnen die Unter- oder Fehlfunktion der Ionenpumpe auf einen Magnesiummangel zurückzuführen.

So werden jene zwanzig Kilogramm Magnesium pro Hektar und Jahr nicht ersetzt, die dem Boden durch die Ernte entzogen werden. Dies geschieht seit den 1920er-Jahren etwa in Deutschland, Frankreich oder den Vereinigten Staaten von Amerika und seit den 1950er-Jahren in Spanien. In Deutschland, Frankreich und den USA ist man sich des Problems bereits bewusst. Ein deutscher Chemiekonzern setzt bereits vierzehn der dort hergestellten Medikamente Magnesium zu, und in Frankreich und den Vereinigten Staaten werden verschiedene Nahrungsergänzungsmittel mit diesem Spurenelement angeboten.

Und in Spanien? In einem Buch eines bekannten Ernährungswissenschaftlers aus dem Jahr 1988 heißt es noch schwarz auf weiß:

»... Ein Magnesiummangel kommt bei Menschen nur sehr selten vor, auch wenn manche mit ungesicherten Daten anderes behaupten ...«

»... Die Annahme, dass ein ernährungsbedingter Mangel in den Industriestaaten ein Problem darstellt, ist wissenschaftlich gänzlich unbegründet. Man sollte Magnesium auch keine heilende Wirkung zuschreiben, wie dies unverantwortlicherweise geschieht ...«

Die *»ungesicherten Daten«* und *»unverantwortlichen«* Aussagen, die hier angesprochen werden, stammten von mir. Ich weiß auch von Gesprächsaufnahmen, die mir andere Leute zukommen ließen, dass diese Vorwürfe meiner Person galten. So schloss man mich aus der wissenschaftlichen Debatte zu Ernährungsfragen dieser Zeit vollständig aus.

Nun gibt es aber die Aussage von Dr. Carmen Sandi, Direktorin des Labors für Verhaltensgenetik am Brain Mind Institute (BMI) in Lausanne. Sie wurde im Juni 2009 in einem spanischen Interview gefragt, was sie einem schlechten Studenten raten würde: »Er soll zunächst feststellen, ob irgendein Mangel oder Überschuss besteht, der die Homöostase, also das Gleichgewicht stört.«

Deshalb suche ich nach Magnesium-Mangelzuständen. Denn aus meiner Sicht sind sie oft aussagekräftig.

Im Folgenden versuche ich das Problem – oder besser: die Probleme – der sinkenden Magnesiumversorgung durch die Ernährung einfach und nachvollziehbar darzustellen.

Ausgehend vom Hauptthema dieses Buches, den schon erwähnten plötzlichen Todesfällen, sehen wir uns näher an, wie die Muskulatur aus chemischer Sicht funktioniert.

Anspannung und Entspannung der Muskulatur

In den Muskeln finden sich die sogenannten *Aktin- und Myosinfilamente.* Wenn sich der Muskel zusammenzieht, schieben sie sich ineinander und werden dadurch kürzer und dicker. Wenn sich der Muskel wieder entspannt, wird die Verbindung gelöst und die Filamente werden wieder länger und dünner. Man kann sich das so ähnlich vorstellen, wie wenn wir die Hände mit verschränkten Fingern ineinanderführen und wieder lösen.

Wenn sich ein Muskel zusammenzieht, wird Kalium frei, und Natrium sowie Kalzium treten in die Zellen ein. Damit sich der Muskel wieder entspannt, muss Kalium eintreten, und Natrium und Kalzium müssen frei werden. Hier kommt ATP ins Spiel: Es kann die Energie beisteuern, die notwendig ist, um Kalium ins Zellinnere zu transportieren und Natrium sowie Kalzium aus der Zelle zu lösen. Dies geschieht gegen einen Konzentrationsgradienten, das heißt, es geschieht anders herum, als es sonst in der Natur üblich ist.

Und hier liegt der große Fehler der Ernährungsexperten: *ATP ist magnesiumabhängig*, weshalb einige Autoren auch von Mg-ATP sprechen.

So erklärt es Lehninger bereits 1974. Allem Anschein nach wird das unter Medizinern aber nicht berücksichtigt. Wie ich im Folgenden weiter ausführen werde, wird die Magnesiumaufnahme über die Nahrung immer geringer, während gleichzeitig die plötzlichen Todesfälle unter jungen und scheinbar gesunden Menschen steigen. Aber auch gesundheitliche Probleme mit Sehnen, Gelenken und Knochen bei eigentlich gut ernährten Menschen häufen sich.

Das menschliche Blut enthält Natrium(Na^{+})- und Kalzium(Ca^{++})-Ionen. (Die Schreibweise mit Plus-Zeichen zeigt uns, dass Natriumionen einfach positiv geladen sind und Kalziumionen zweifach.)

Im Zellinneren überwiegen die Kalium(K^{+})- und Magnesium(Mg^{++})-Ionen. Auch hier sind die Kaliumionen einfach, die Magnesiumionen zweifach positiv geladen. Durch die unterschiedliche Ladung ist das Zellinnere im Verhältnis zum Zellzwischenraum negativ geladen. Der Unterschied im elektrischen Potenzial macht etwa 70 Millivolt aus.

Zieht sich der Muskel durch die Einwirkung von ATP und Kalzium zusammen, neutralisiert sich diese Differenz, weil aus dem Blut Kalzium- und Natriumionen ins Zellinnere abgegeben werden und im Gegenzug Kalium aus der Zelle austritt.

Um den Ladungsunterschied wiederherzustellen und die Muskelspannung zu lösen, muss der umgekehrte Vorgang stattfinden: Die Ionen, die in die Zelle gelangt sind, müssen wieder abgegeben werden; jene, die abgegeben wurden, müssen wieder ins Zellinnere transportiert werden.

Jeder weiß, dass ein Kaliummangel Muskelkrämpfe und Verspannungen auslöst, und häufig wird Betroffenen empfohlen, Kalium einzunehmen. Weniger bekannt ist der Mechanismus, der überhaupt zum Kaliummangel führt.

Eine sogenannte »Ionenpumpe« im Muskel sorgt dafür, dass Kalzium ins Blut gelangt (man weiß von manchen Menschen auf den Kanarischen Inseln, bei denen aufgrund eines Gendefekts diese Pumpe nicht funktioniert; in ihren Familien gab es deshalb plötzliche Todesfälle unter Jugendlichen). Diese Ionenpumpe funktioniert ATP-abhängig; man sprach früher auch von »elektrogenem« Ionentransport, weil man annahm, dass die Ionenpumpe durch den Abzug von Kalzium das negative elektrische Potenzial in der Zelle herstellte.

Eine weitere Ionenpumpe entzieht der Zelle Natrium. Hier sprach man von »elektroneutralem« oder »gekoppeltem« Ionentransport, weil man annahm, dass die Ionenpumpe ein Natriumion abzog und stattdessen ein Kaliumion zuführte.

Heute wissen wir, dass für zwei Kaliumionen, die zugeführt werden, drei Natriumionen entzogen werden; das heißt, auch der vermeintlich »elektroneutrale« Ionentransport trägt zum notwendigen negativen Ladungsunterschied zwischen Zellinnerem und Zellzwischenraum bei. Ärzte in Barcelona haben entdeckt, dass manche Menschen einen Gendefekt in diesen Natriumkanälen aufweisen.

Dabei gilt auch hier der Grundsatz: »Jede Arbeit verbraucht Energie.« In unserem Fall besteht die Arbeit darin, dass Kalium zugeführt werden muss, wo seine Konzentration bereits erhöht ist, und Natrium und Kalzium dorthin transportiert werden müssen, wo es mehr gibt; das heißt, das Gegenteil dessen, was die Natur im Fall von Osmose betreibt.

Die Energie für diese Vorgänge (die sonstigen natürlichen Vorgängen entgegenlaufen) stellt Adenosintriphosphat (ATP) bereit, eines von mehreren Molekülen im Körper, die Energie transportieren und freisetzen können. Die Di- und Triphosphatnukleoside nannte man deshalb früher »Hochenergiemoleküle«. Ihre Aufgabe ist es, durch die Umwandlung von ATP zu ADP Energie für die Hydrolyse bereitzustellen.

So weit, so bekannt. Aber auch bei *Lehninger* ist nachzulesen, was ich schon 1974 gesagt habe: ATP ist magnesiumabhängig (was eben auch zur Schreibweise Mg-ATP geführt hat).

Um ausreichend Kalium ins Zellinnere zu transportieren, muss also die Magnesiumkonzentration hoch genug sein. Genau dieses Faktum wird aber von den meisten Ärzten nicht berücksichtigt.

Und was passiert? Die Landwirtschaft wird immer spezialisierter, weil die Mechanisierung das verlangt. In der Region um Girona im Nordosten Spaniens konnte ich es selbst beobachten, und ich gehe davon aus, dass es in vergleichbaren Betrieben in anderen Gegenden ähnlich abläuft. Ein landwirtschaftlicher Betrieb in Girona hatte früher vielleicht Getreide, Futterpflanzen, etwa ein Dutzend Milchkühe, ein weiteres Dutzend Mastrinder, einige Schweine, Hühner, Kaninchen, ein Pferd und einige Maultiere für Last- und Zugarbeiten. Heute werden nur Mandeln und ein wenig Getreide angebaut – auf Flächen, die kaum bewältigt werden können. Die meiste Arbeit wird mit Maschinen erledigt. Viele in der Nachbarschaft haben Obstgärten und das eine oder andere Saatfeld. Man hält Traktoren und Landmaschinen, aber kein Vieh mehr.

Bis in die 1950er-Jahre düngte man bei uns in Spanien noch mit Gülle. In den meisten Häusern auf dem Land gab es noch kein modernes WC, daher wurden auch die meisten menschlichen Fäkalien zum Düngen verwendet, ebenso wie Laub, das man im Wald sammelte. Es gab also einen geschlossenen Kreislauf: Boden – Ernte – Vieh – Mensch – Dünger – Boden.

Der Großteil der Mineralstoffe, die wir dem Boden über die Ernte entzogen, wurde ihm wieder zurückgegeben – man produzierte für den eigenen Bedarf und konsumierte den eigenen Ertrag. Die Überreste gingen zusammen mit den Resten der Futterpflanzen und der zugekauften Lebensmittel an die Erde zurück.

Wo Trockenfeldbau mit wenig Viehzucht und auf wenig fruchtbaren Böden betrieben wurde, lagen die Felder jedes zweite Jahr (oder den in der Gegend üblichen Zeitraum) brach. Manchmal baute man dort Hülsenfrüchte an (zum Beispiel Lupinen), die dazu beitrugen, dass bestimmte Bodenbakterien einerseits den Boden mit Stickstoff anreicherten, andererseits auch organische Abfälle zersetzten. Das diente nicht nur als Dünger, sondern ermöglichte auch, dass sich die Böden mit Mineralien anreicherten, die erst durch die örtlichen Gegebenheiten – die Verwitterung von Gestein auf dem Brachland und traditionelle Anbaumethoden – freigesetzt werden konnten.

Anfang des 20. Jahrhunderts aber entwickelte man in Deutschland eine Methode zur Gewinnung von Ammoniak aus dem Stickstoff in der Luft und dem Wasserstoff aus Wasserelektrolyse (Haber-Bosch-Verfahren). Im Jahr 1917 konnte Carl Bosch bereits Stahlverbindungen entwickeln, die diese Synthese industriell ermöglichten. So kam es zum ersten »chemisch hergestellten« Dünger in der Geschichte. Indem man flüssiger Schwefelsäure den Ammoniak entzog, gewann man Ammoniumsulfat für die Landwirtschaft. Es folgten die Superphosphate, Kaliumsulfat und schließlich die Komplex- oder Mehrnährstoffdünger. Das Ergebnis: Man konnte Land bebauen, ohne Vieh zu besitzen.

Aber warum wurde bei all den Düngern, die seit mehr als fünfzig Jahren in der sogenannten »westlichen Welt« in Gebrauch sind, auf das Magnesium vergessen? Ich habe darauf eine Antwort gesucht und gefunden.

In einer Publikation der Ernährungs- und Landwirtschaftsorganisation der Vereinten Nationen (FAO) zum Thema Dünger Mitte des 20. Jahrhunderts heißt es: »Im Allgemeinen sind alle Böden reich an Magnesium.« Ich kann Ihnen versichern, das stimmt nicht. Wirklich hohe Magnesiumgehalte finden sich nur in den dunklen Anteilen vulkanischer Zonen, in dolomitischem Gestein oder Böden mit Vorkommen an Mergel, Dolomit oder Dunkelglimmer.

Die Erdkruste besteht aus zwei Zonen: SIAL- und SIMA-Gestein. SIMA, auch ozeanische Kruste genannt, bildet den Grund der Meere und das Fundament der Berge. Es besteht zu großen Teilen aus Eisen- und Magnesiumsilikaten, daher der Name SIMA. In der kontinentalen Kruste hingegen, dem SIAL-Gestein, herrschen Silikate aus Aluminium und Kalzium, Kalium und Natrium vor – die Abkürzung SIAL steht für Silizium und Aluminium. Magnesium ist also kein Grundbestandteil der SIAL-Böden.

Kalium-, Natrium- und Kalzium-Alumosilikate sind hell, wie man es vom Granitgestein kennt. Manchmal sind in diesem Gestein kleine dunkle Flecken aus Glimmer (sogenannter Biotit) zu erkennen, die auf Magnesium hindeuten. Heller Glimmer, wie er in Galizien (Westukraine) vorkommt, deutet aber auf Muskovit (Tonerdeglimmer) hin und enthält kein Magnesium.

Dunkle Erde findet sich in Vulkangestein, wie auf den Kanarischen Inseln, auf Madeira oder Hawaii, aber auch in Kolumbien, Venezuela, Peru, Chile, in Indien und anderen Gegenden mit bekannter Vulkanaktivität. Diese Böden sind sehr fruchtbar und können bei entsprechendem Klima große Ernteerträge liefern.

Nun ist aber zu bedenken, dass wir der Erde seit über fünfzig Jahren mit der Ernte Magnesium entziehen, das wir ihr nicht zurückgeben. Dadurch enthalten auch die Lebensmittel, die wir in dieser Erde anbauen, immer weniger von diesem wichtigen Element. In der Folge kommt es bei immer mehr Menschen in immer jüngerem Alter zu Magnesiummangel und gesundheitlichen Problemen.

Die Folge sind nicht nur Kreislaufkollaps, Herzrhythmusstörungen und Fälle von plötzlichem Herztod, sondern auch Beschwerden wie Arthrose, Osteoporose, Sehnenentzündungen, Bänderrisse usw.

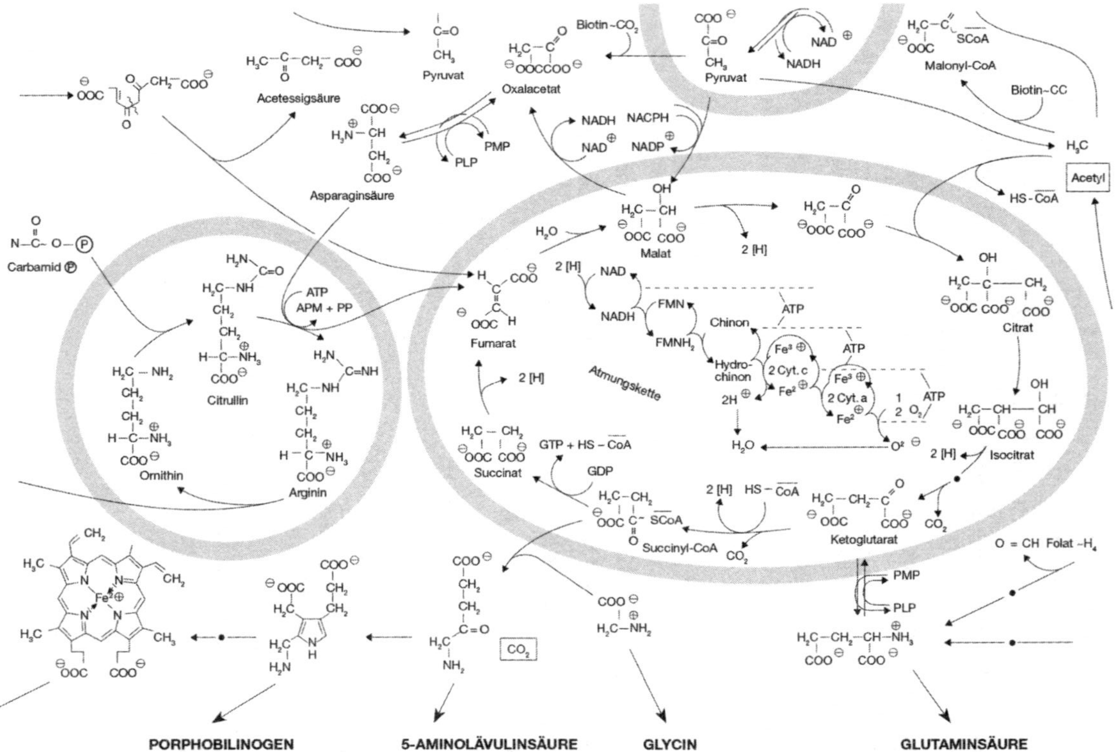

ADP	Adenosindiphosphat	CH	Cytochrom	GDP	Guanosindiphosphat	NADP	Nicotinamidadenindinukleotidphosphat (oxidiert)	RNA	Ribonukleinsäure
AMP	Adenosinmonophosphat	FAD	Flavin-Adenin-Dinukleotid (oxidierte Form)	GTP	Guanosintriphosphat	NADPH	Nicotinamidadenindinukleotidphosphat (reduziert)	SCoA	gebundenes Coenzym A
ATP	Adenosintriphosphat	$FADH_2$	Flavin-Adenin-Dinukleotid (reduzierte Form)	Folat-H_2	Tetrahydrofolsäure	P	Phosphatrest	HS-CoA	freies Coenzym A
CDP	Cytidindiphosphat	FMN	Flavinmononukleotid (oxidierte Form)	NAD	Nicotinamidadenindinukleotid (oxidiert)	PLP	Pyridoxalphosphat	UDP	Uridindiphosphat
CTP	Cytidintriphosphat	$FMNH_2$	Flavinmononukleotid (reduzierte Form)	NADH	Nicotinamidadenindinukleotid (reduziert)	PMP	Pyridoxaminphosphat	UTP	Uridintriphosphat

Citratzyklus. Nach Karlson, 1972.

ABBAU VON STOFFWECHSELPRODUKTEN
(Citratzyklus)

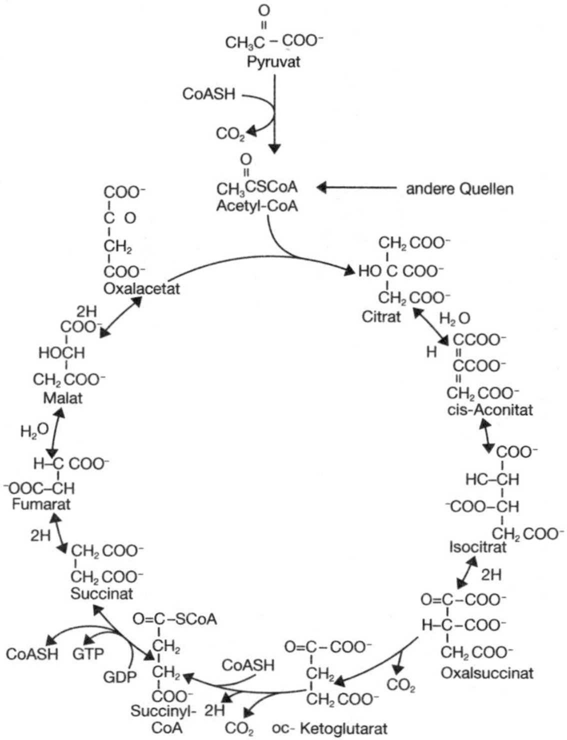

Chemische Bestandteile des Citratzyklus.
Zur besseren Verständlichkeit sind die Enzyme hier ausgeklammert.

ABBAU VON STOFFWECHSELPRODUKTEN
(Enzyme und Coenzyme des Citratzyklus)

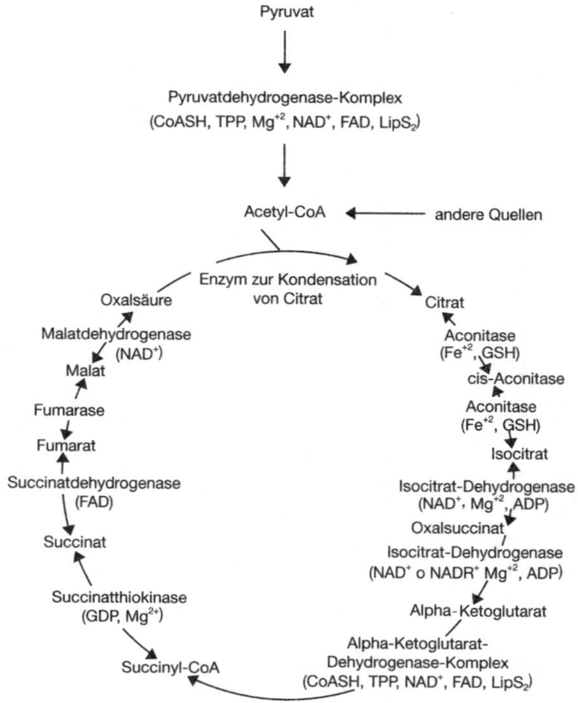

Die Cofaktoren sind in Klammern
unter jedem Enzym angegeben.

Bereitstellung mechanischer Energie im menschlichen Körper (Citratzyklus)

Rufen wir uns einen physikalischen Grundsatz ins Gedächtnis: Die Masse ist die unveränderliche Menge eines Körpers, während das Gewicht aussagt, mit welcher Kraft dieser Körper von der Erde angezogen wird. Wenn wir Gewicht verlagern, d. h. uns bewegen, wird physikalisch Arbeit verrichtet. Für Arbeit wiederum ist Energie nötig.

Unser Körper braucht also Energie, um sich zu bewegen. Diese gewinnt er in erster Linie aus der Verbrennung von Glukose (bzw. wenn Glukose fehlt, aus der Verbrennung von Fett). Glukose ist in unterschiedlicher Form in Früchten, Zucker und Honig enthalten und entsteht auch durch die Verdauung von Stärke (Brot, Teigwaren, Kartoffeln, Süßkartoffeln, Reis, Esskastanien etc.).

Ein Glukosemolekül enthält sechs Kohlenstoffatome. Mithilfe von Insulin kann es ins Zellinnere gelangen und wird dort durch eine Reihe chemischer Reaktionen in drei Essigsäure-Moleküle zerlegt. Essigsäure verbindet sich mit Coenzym A zu Acetyl-CoA. Dieser Komplex wiederum tritt in den sogenannten Citratzyklus ein. Durch langsame Verbrennung wird Acetyl-CoA in diesem Prozess zu Energie (Joule), Kohlendioxid und Wasserdampf, der über die Atmung abgegeben wird.

Vergleicht man die menschliche Energiegewinnung mit dem Antrieb eines Autos, wäre Glukose das Motoröl und Acetyl-CoA das Benzin, das im Motor verbrannt wird.

Ich verweise auf das Energiestoffwechsel-Schema aus Karlsons *Biochemie* von 1972. Neben den Enzymen und Coenzymen, die eine Rolle im Energiestoffwechsel spielen, findet sich in zwei Schritten auch Eisen. Dass Eisen zur Energiegewinnung im Körper notwendig ist, ist seit Langem bekannt. Als ich unserem Hausarzt sagte, dass ich unter Müdigkeit leide, zog er mit dem Finger mein Unterlid nach unten und diagnostizierte Anämie. Ich sollte Leber und Blutwurst essen.

Bis dahin deutete jedoch nichts darauf hin, dass auch Magnesium für diese Stoffwechselprozesse notwendig ist. Erst in den 1980er-Jahren gingen Montgomery und Dryer in der Biochemie einen Schritt weiter. Seither wissen wir, dass zusätzlich zu den Enzymen und Coenzymen des Citratzyklus nicht nur in zwei Schritten Eisen, sondern in fünf Schritten auch Magnesium beteiligt ist.

Erst seit den 1970er-Jahren kennen wir die Funktionen von Magnesium im menschlichen Stoffwechsel.

Für den Sport bedeutet das: Athleten verbrauchen durch ihre Bewegung große Mengen Magnesium. Darüber hinaus brauchen sie Magnesium, damit sich die Muskulatur wieder entspannen kann. Wenn nun im Körper wenig Magnesium verfügbar ist, verkrampfen und versteifen sich die Muskeln, bis hin zur Gefäßmuskulatur und zum Herzmuskel.

Das ist nachvollziehbar, wenn man all die Reaktionen im Körper bedenkt, die mit Magnesium in Zusammenhang stehen. Doch die dazu notwendigen Überlegungen und Untersuchungen fordern nicht nur die Chemie, sondern betreffen auch Physik, Geologie, Landwirtschaft, Anatomie und Physiologie des Menschen sowie die Biochemie.

Dem widerspricht die aktuelle Tendenz zur Spezialisierung. Spezialisierung ist wichtig und kann beim Menschen manchmal Wunder wirken, denken wir an die Chirurgie. In der Behandlung allgemeiner Beschwerden bringt sie uns aber nicht weiter, etwa wenn es um Arthrose, Osteoporose, Sehnenentzündungen oder Bänderrisse geht, wie sie in unserem Fall häufig sind. Hier ist die beste Behandlung die Vorsorge durch ausgewogene und vollwertige Ernährung.

Während also Eisen in den chemischen Analysen leicht zu bestimmen war, war Magnesium es beileibe nicht. Es ist weder mit

Indikatoren bestimmbar, noch reagiert es wie Kalzium, Barium oder Blei mit Wasser. Es kann höchstens, wenn man viel Geduld hat, mit bestimmten Reagenzien eine Art Kristallwolke bilden. Mitte des vergangenen Jahrhunderts fürchteten wir deshalb nichts mehr, als dass in einer chemischen Analyse Magnesium gefragt wäre.

Sein Nachweis erwies sich als so schwierig, dass sich auf den ersten Kongressen und Symposien zum Thema zwischen 1972 und 1976 viele Beiträge dem Aspekt »Verlässliche Methoden zur Magnesiumbestimmung« widmeten. Diese Schwierigkeit ist auch der Grund dafür, dass man so wenig über seine Rolle in der menschlichen Physiologie und für Lebewesen überhaupt weiß.

Und deshalb bezeichne ich in einem meiner Aufsätze Magnesium auch als »das große Stiefkind der Landwirtschaft und die große Unbekannte der Medizin«.

Doch gerade in der Zeit, als die Magnesiumzufuhr über die Ernährung abzunehmen begann, haben wir entdeckt, dass Magnesium in einer bestimmten Konzentration für mehr als 300 enzymatische Prozesse im menschlichen Körper benötigt wird.

Denn wie wir bereits wissen, ist Magnesium nicht nur für die Muskelan- und -entspannung notwendig, sondern auch für die Verbrennungsvorgänge, die Glukose umwandeln und Energie für Bewegung freisetzen, wie wir sie zum Laufen und für schwere körperliche Betätigung brauchen. Wenn wir aber durch Bewegung bzw. Arbeit Magnesium verbrauchen, verbleibt weniger Magnesium in der Zelle, das für die Muskelentspannung und für den Ionenaustausch zur Verfügung steht.

Zusammenfassend kann man sagen: Wenn der menschliche Körper physische Arbeit verrichtet, bezieht er seine Energie überwiegend aus der Verbrennung von Glukose im sogenannten Citratzyklus. Unter den Mineralstoffen, die für den Citratzyklus notwendig sind, kommt Eisen in zwei Reaktionsschritten zum Einsatz (was bereits seit Jahren bekannt ist), Magnesium aber noch weitaus mehr, nämlich in fünf Reaktionsschritten. Letzteres ist eine neuere Erkenntnis – und wenn man manchen Spezialisten zuhört, so scheint ihnen noch immer nicht bewusst zu sein, dass wir durch die heutige Ernährung immer weniger Magnesium zu uns nehmen, weil dessen Gehalt im Boden extrem stark gesunken ist.

Wir kennen den Namen und die Umstände des wohl vermutlich ersten bekannten Falls von plötzlichem Herztod durch große Anstrengung in der Geschichte: Der Bote Pheidippides starb, nachdem er fast vierzig Kilometer von Marathon nach Athen gelaufen war, um die frohe Botschaft zu verkünden, dass die Griechen die Perser unter Dareios I., »dem Großen«, besiegt hatten. Das war im Jahr 490 vor Christus.

Heute vermuten Historiker, dass es nicht Pheidippides, sondern Thersipos war, der starb – er trug die Nachricht nach Athen, während Pheidippides der Hemerodromos (Tagläufer) war, der sie in Sparta verkünden sollte.

Plötzlicher Herztod und Stress

Wie erwähnt, kann auch großer Stress zum Kreislaufkollaps und bis hin zum Tod führen. Inzwischen kennt man den Grund dafür. Diesem Phänomen wollen wir in diesem Kapitel nachgehen.

Wird große körperliche Anstrengung durch Stress verstärkt, kommt es im Körper des Betroffenen zu einem starken Adrenalinausstoß. Im Englischen spricht man auch vom Reaktionsmuster der »drei F«: fight, flight or fright – das heißt: Kampf, Flucht oder Furcht.

Beim Urmenschen wurde Furcht etwa durch ein wildes Tier oder einen Feind ausgelöst. Das zwang ihn entweder zur Flucht oder zur

Konfrontation. Adrenalin sorgt dafür, dass für Kampf oder Flucht mehr Blut in den Bewegungsapparat (Arme und Beine) gepumpt wird, das Herz schlägt schneller. Der Körper hat jedoch nur eine gewisse Gesamtmenge an Blut zur Verfügung. Geht dieses Blut nun in den Bewegungsapparat, fehlt es in der Versorgung der Organe, wie z. B. des Magens (dadurch kommt es zu Verdauungsstörungen), aber vor allem des Kopfes. Dadurch kommt es zum Kreislaufkollaps (nicht selten hört man, dass jemand vor Schreck blass wird und in Ohnmacht fällt). Von einer kurzen Bewusstlosigkeit kann sich der Betroffene erholen; bleibt das Gehirn aber zu lange mit Blut unterversorgt, kann das tödlich sein.

Großer Stress oder große Anspannung können also zu einer Verengung der hirnversorgenden Blutgefäße führen. Dazu kommt die Muskelspannung, die der akute Magnesiummangel auslöst. Es ist daher nicht verwunderlich, dass große Belastung oder Anspannung auch das Gehirn schädigen können. Wenn es in einem solchen Moment auch noch durch massive körperliche Anstrengung zu einem Magnesiummangel kommt und dadurch Muskelkrämpfe entstehen, ist das fatal.

Wenig Magnesium, großer Stress und große Anspannung bedeuten eine Unterversorgung des Gehirns mit Blut: Das kann bis zur Bewusstlosigkeit führen und im schlimmsten Fall auch zum Tod.

Dass großer Kummer Menschen umbringen kann, wissen wir nicht nur aus der Literatur – auch die Realität zeigt es. Meist geschieht das Erwachsenen oder älteren Menschen, bei denen wir davon ausgehen, dass ihre Blutgefäße, etwa durch zu viel Fett und Cholesterin, ohnehin nicht mehr im besten Zustand waren.

Dass solche Fälle immer häufiger bei Fußballern oder jungen Marathonläufern vorkommen, wie wir es jetzt sehen, oder sogar unter Jugendlichen, die im Schulhof spielen, wie es in Barcelona passierte, nur einen Monat bevor ein Fußballer von Espanyol Barcelona, ein weiterer in Sevilla und einige andere, weniger bekannte Sportler zu Tode kamen – das ist ein neues Phänomen.

Das Seltsame daran ist, dass sie alle den Ärzten zufolge gesund waren. Wenn aber ihr Organismus in Ordnung war, musste man doch auf die Idee kommen, dass eine seiner Funktionen gestört sein musste. Ich kann nur wiederholen: Diese Funktionen werden durch bestimmte Nährstoffe aufrechterhalten. Und unsere heutige Ernährung unterscheidet sich von der traditionellen durch einen Mangel an Magnesium, der von der Ärzteschaft unbemerkt blieb.

Denn verursacht hat diesen Mangel die Landwirtschaft. Genau zu dieser Zeit fand man aber heraus, dass großer Energieverbrauch auch einen hohen Verbrauch an Magnesium bedeutet und dass Magnesium ganz wesentlich für die Entspannung der Muskeln ist, auch der Gefäßmuskulatur und des Herzmuskels.

Kommt dann noch großer Stress hinzu, wird das Gehirn mit weniger Blut versorgt. Kommt also zur Verkrampfung der Gefäße durch Magnesiumunterversorgung noch eine reduzierte Blutversorgung, weil der Adrenalinausstoß das Blut in die Arme und Beine jagt, liegt die Erklärung des Problems klar vor uns.

Plötzlicher Herztod bei Personen mittleren Alters

Einer der Männer, die Joggen in den USA zum Trend machten, starb beim Laufen. Auch der ältere Bruder der Schauspielerin und späteren Fürstin von Monaco, Grace Kelly, beendete sein Leben 57-jährig in Laufschuhen. Er war Ruderer und ein durchtrainierter Sportler. Diese Fälle wurden zwar bekannt, allerdings widmeten die Medien ihnen so wenig Aufmerksamkeit, dass sie kaum an die breite Öffentlichkeit drangen. Nur wer sich berufsbedingt mit dem Thema beschäftigte, erfuhr auch davon.

Die Gefäßwände der Arterien bestehen aus einer längs verlaufenden, einer ringförmigen Muskelschicht sowie aus einer dünnen Zellschicht (Endothel), die die Innenseite des Gefäßes auskleidet. Kommt es zu einem Riss oder einer Verletzung dieser Zellschicht, gerinnt das Blut an dieser Stelle und die Blutplättchen bilden einen Pfropf, der den Blutverlust hemmt und die Blutung stoppt. Diese kleinen Blutgerinnsel stören auch den Fluss der dickeren Blutbestandteile, zum Beispiel Cholesterin, Triglyzeride sowie Lipoproteine, die Cholesterin und Triglyzeride transportieren. Es kommt zu cholesterinhaltigen Ablagerungen, sogenannten Atheromen. Wenn die Verletzung der Gefäßwand schnell heilt, sind diese Ablagerungen nur klein und können von den weißen Blutkörperchen vernichtet werden. Damit ist das Problem erledigt.

Ist die Verletzung der Gefäßwand stärker und dauert die Reparatur länger, wird das Atherom größer. Denn Fette sind löslich und untereinander mischbar. Das heißt, es kann auch ohne erhöhten Cholesterinspiegel dazu kommen, dass sich Fettbestandteile aus dem Blut an bestehende Ablagerungen anlegen und das Atherom vergrößern. Das Atherom wächst und bietet dadurch umso mehr Anlagerungsfläche. Es enthält Fettsäuren und Cholesterin. Daraus bilden sich Kalziumsalze, weil die OH-Gruppe des Cholesterins in einem aromatischen Kohlenwasserstoffmolekül gebunden ist und wie eine Säure reagiert. (Bedenken wir, dass Phenol als Desinfektionsmittel auch *Karbolsäure* hieß.) Diese Kalziumsalze verhärten das Atherom.

Nicht nur die Fettsäuren, auch das Cholesterin reagiert also mit Kalzium und trägt zur Vergrößerung und Verhärtung des Gerinnsels bei, das den Blutfluss behindert.

Woraus bestehen aber die Gefäßwände der Arterien? Es handelt sich um Proteine. Zur Bildung von Proteinen braucht der Körper verschiedene Mitspieler: die Aminosäuren, die wir mit proteinreicher Nahrung aufnehmen, ATP und GTP (auch hier treten also diese beiden energieliefernden Phosphatmoleküle auf), Magnesium und – im Fall von Kollagen – außerdem Vitamin C.

Magnesium sorgt also auch dafür, dass die Gefäßwände gesund und »sauber« bleiben und sich keine Gerinnsel bilden, die Blutbestandteile aufstauen und zur Bildung von Atheromen führen.

Werden Verletzungen der Gefäßwand nicht rasch repariert, bildet sich darauf die schon erwähnte Fettschicht, die die Gefäße verengt und die Blutzirkulation erschwert. Mit der Zeit reagieren außerdem Cholesterin und Fettsäuren, die sich abgelagert haben, mit dem Kalzium aus dem Blut, wodurch sich die Gefäßwände weiter verhärten. Damit verlieren sie ihre Elastizität und werden brüchig. Steigt dann auch noch der Blutdruck, brechen oder reißen sie umso leichter.

Denn wir dürfen nicht vergessen: »Bei Druck oder Erschütterung werden sich biegsame Körper verformen, während harte Körper brechen.«

Wenn wir nicht besonders auf unsere Ernährung achten, liefern wir so im Lauf der Jahre die Basis für Fett- und Cholesterinablagerungen in den Blutgefäßen, die sich mit steigender Fettkonzentration im Blut umso leichter vergrößern. Und hier kommt wieder Magnesium ins Spiel, wenn es darum geht, Abnützungen oder Schädigungen des Gewebes zu beheben.

Einige Aufgaben von Magnesium habe ich oben bereits beschrieben: die Muskelentspannung, die sportliche Leistungsfähigkeit und die Bildung und Reparatur von Gewebe. Schon diese Funktionen an sich sind offenbar vielen Menschen nicht bewusst – auch vielen Berufskollegen nicht, die eigentlich mit dem Thema vertraut sind. Noch viel weniger bedenken sie, dass unsere Nahrung immer weniger Magnesium enthält.

Auch wenn ich mich in diesem Buch damit beschäftige, wie wichtig Magnesium für alle Lebensvorgänge ist und wie groß das Unwissen um den Magnesiummangel durch heutige Düngemittel ist, soll auch auf die Rolle der Aminosäuren verwiesen werden, die ebenfalls für die Bildung von Eiweißen und die Gesundheit der Gefäßwände wesentlich sind.

Darüber hinaus weisen die wenigsten Gesundheitsberater darauf hin, dass der menschliche Körper Proteine nicht auf Vorrat einlagern kann, auch nicht die Aminosäuren, aus denen diese Proteine gebildet werden.

Glukose wird im Körper in Form von Glykogen in der Leber und in den Muskeln gespeichert. Auch Fett wird in den Fettzellen (Adipozyten) eingelagert. Schon das Gewicht eines Menschen gibt uns Hinweise auf seine Zucker- und Fettvorräte, und wir wissen, dass ein Überschuss nicht gesund ist.

Weniger bekannt ist, dass Proteine im Körper gleich eingesetzt werden. Hier bleibt nichts übrig. Proteine bilden Gewebe, Antikörper, Enzyme, Hormone, Neuropeptide, Neurotransmitter und vieles mehr. Werden Proteine für die Hirnleistung und für lebenswichtige Körperfunktionen benötigt, aber nicht ausreichend mit der Nahrung aufgenommen, werden die Proteine aus dem Skelett angezapft.

Hört man manchen Spezialisten zu, könnte man meinen, sie hätten vergessen, was jedes Kind schon weiß, nämlich was die eigentliche Funktion des Knochengerüstes ist: »Das Skelett ist der Stützapparat und die Vorratskammer des menschlichen Körpers.« Das bedeutet, die Knochen erfüllen keine Funktion, die für das Überleben grundlegend wäre. Benötigt der Körper also Nährstoffe für Vitalfunktionen, entzieht er diese dem Knochen. Deshalb machen sich verschiedene Mängel in der Ernährung meist zuerst in den Knochen, Knorpeln und Sehnen bemerkbar.

Aber zurück zum Hauptthema dieses Kapitels: der Bedeutung gut erhaltener Gefäßwände für einen gesunden Blutkreislauf. Zur Illustration hier ein Fall von vor einigen Jahren, der mir besonders im Gedächtnis geblieben ist. Eine Dame kam mit Arthrosebeschwerden zu mir. Als sie mir ihr Problem beschrieb, zeigte sie mir ihre jüngste Blutanalyse. Der Triglyzeridwert betrug 1900 mg, die Obergrenze lag bei dieser Untersuchung bei 190 mg. Ihr Wert war also zehnmal höher als das empfohlene Maximum. Diese Dame war 71 Jahre alt, ihr Gedächtnis entsprach dem einer Frau mittleren Alters, sie betätigte sich ganz normal im Haushalt und half außerdem ihrer Tochter bei der Betreuung ihrer Enkelin.

Als sie sah, dass ich ihr Analyseblatt las, sagte sie: »Diese Werte habe ich schon seit zehn Jahren.« Unter dem Wert stand ein Vermerk des Labors: »Der Triglyzeridtest wurde wiederholt; es liegt eine Trübung des Blutserums vor.« Ein Irrtum war also ausgeschlossen.

Das Blut dieser Dame war dickflüssig wie Sahne. Wäre ihr Blutkreislauf eingeschränkt gewesen, hätte sie zumindest verwirrt sein müssen, aber ihr Kopf war absolut klar. Die erste Frage, die ich ihr stellte, war: »Sie frühstücken ausgiebig, richtig?« Ihre Antwort: »Ja, ich komme vom Land, dort ist das üblich: Schinken, Speck, Tortilla ...« Sie nahm also mit der ersten Mahlzeit des Tages Proteine auf; diese versorgten ihr Gewebe und erhielten die Gefäßwände gesund. Erst dadurch wurde es möglich, dass dieses dickflüssige Blut problemlos und ohne Hindernisse zirkulieren konnte.

Wir können uns die Gefäße vorstellen wie das Abwassersystem eines neuen Hauses: Auch wenn einige Rückstände in den Ausguss gelangen, fließt das Wasser trotzdem ab. Bei einem älteren Haus hat sich an den Abflussrohren aber schon Rost gebildet oder sie sind mit

Rückständen verkrustet und verklebt. Dann sind die Rohre ständig verstopft. Nichts anderes geschieht mit unseren Blutgefäßen.

Für eine Gesunderhaltung der Gefäßinnenwände ist es nicht nur wichtig, zu allen drei Mahlzeiten des Tages Proteine zuzuführen. Maßgeblich ist auch eine entsprechende Magnesiumkonzentration im Blut. In der Zeitschrift *Magnesium* ist deshalb in vielen Arbeiten von den antithrombotischen Eigenschaften dieses Elements die Rede, belegt mit zahlreichen Fakten und statistischen Daten darüber, in welchen Gegenden die Böden oder das Wasser reich an Magnesium sind; einige amerikanische Arbeiten wiederum sollen zeigen, dass in solchen Gegenden die Anzahl der Todesfälle durch Herzinfarkte und Schlaganfälle geringer ist.

Schon im Jahr 1992 heißt es in einem Artikel von Burton und Bella Altura, dass an der amerikanischen Westküste die Zahl der Opfer von Herz-Kreislauf-Erkrankungen geringer ist als im Osten der USA. Auf 100.000 Einwohner kommen:

366 ± 32 gegenüber 429 ± 39 und durch andere Erkrankungen
432 ± 70 gegenüber 424 ± 24.

Ähnlich verhält es sich in Kanada. Wie sieht nun die dortige Bodenzusammensetzung aus?

Entlang der gesamten Westküste von Nord- und Südamerika taucht die ozeanische Platte tief in den Erdmantel ab (Subduktion), das heißt, der Meeresgrund dringt in die kontinentale Kruste ein. Dieses Phänomen ist auch der Grund für die rege Vulkantätigkeit und die häufigen Erdbeben in dieser Zone. Erinnern wir uns: Magma, das aus dem Erdinneren kommt, ist reich an Magnesium, im Gegensatz zur Erdrinde. Das führt dazu, dass die landwirtschaftlichen Böden dort etwa dreimal mehr Magnesium enthalten als jene der atlantischen Zone, das Trink- und Nutzwasser etwa das Doppelte.

Blicken wir in der Geschichte zurück: Was haben die Spanier bei der Eroberung Mexikos vorgefunden? Im Unterschied zu Europa, wo die durchschnittliche Lebenserwartung zwischen 30 und 40 Jahren lag, trafen sie auf die Azteken, deren Lebenserwartung zu dieser Zeit um die 70 Jahre betrug, und das bei guter Gesundheit. Das ließ sich in erster Linie auf die Ernährung der Azteken zurückzuführen: Sie war reich an Magnesium, weil auch die Böden magnesiumreich waren und das Wasser, das sie tranken, hoch hygienisch war. So gab es in Tenochtitlan, der Hauptstadt des Azteken-Reichs, zwei Kanalsysteme für Trinkwasser. Während das eine in Verwendung war, wurde das andere gereinigt.

Der spanische Konquistador Hernán Cortés zerstörte die Wasserleitungen, um die Stadt zu bezwingen. Nach der Eroberung ließ er nur eine davon wiederherstellen. Das hatte großen Einfluss auf die Krankheits- und Infektionshäufigkeit der indigenen Bevölkerung, zusammen mit den Krankheiten der Europäer, gegen die das Immunsystem der Azteken machtlos war.

Die Herrscher und die Wohlhabenden nahmen außerdem einen Trank aus Kakaobohnen zu sich – Kakao ist das magnesiumreichste Nahrungsmittel überhaupt, es enthält doppelt so viel Magnesium wie die Lebensmittel mit dem nächsthöchsten Gehalt, nämlich Sojamehl und Mandeln.

Dieser hohe Anteil an Magnesium, aber auch an Eisen und Phosphor dürfte der Grund dafür sein, dass viele Menschen manchmal das Gefühl haben, Schokolade zu »brauchen«, nach eigener Aussage besonders dunkle Schokolade, und diese ist es auch, die den höchsten Kakao- und somit den höchsten Magnesiumgehalt besitzt.

Man denke nur daran, wie viele schwangere Frauen oder Menschen in Stresssituationen Appetit auf Schokolade haben. Beides sind Phasen mit erhöhtem Magnesium- und Phosphorbedarf. Außerdem enthält Kakao das Stimulans Theobromin (chemisch 3,7-Dimethylxanthin. Zum Vergleich: Im Tee ist das Theophyllin oder 1,2-Dimethylxanthin und im Kaffee das Koffein oder 1,3,7-Trimethylxanthin enthalten).

Betrachten wir nun einen anderen Teil der Erde, geografisch weit entfernt von Südamerika, aber mit den gleichen geologischen Bedingungen: Äthiopien und Kenia. Was geschieht dort?

Auf dem vulkanischen und daher magnesiumreichen Boden gedeihen Getreide, Hülsenfrüchte, Futterpflanzen, Obst und Gemüse. Und die dortigen Sportler? Sie gehen als Sieger aus den Marathonläufen und anderen Hochleistungswettkämpfen hervor. Ist es nicht erstaunlich, wie Menschen, deren Erscheinungsbild nicht auf die nötige Kraft hindeutet, solche Wettkämpfe gewinnen? Für mich nicht.

Vor nicht allzu langer Zeit, beim Marathon von Berlin, waren die schnellsten Läufer Kenianer, Äthiopier und ein Japaner. Erst den achten Platz nahm der schnellste Europäer ein, in diesem Fall ein Spanier.

Diese ausgezeichneten afrikanischen Athleten haben einen Körperbau, wie ihn die alten Griechen in ihren Bildern von Olympioniken oder Göttern darstellten: Menschen mit schlanken, manchmal sogar etwas krummen Waden und einem Torso, der denen der westlichen Länder kaum ähnelt. Dennoch tragen sie den Sieg davon. Doch wie gesagt, ihre Böden sind magnesiumreich, und was sie anbauen, ist dadurch ebenso magnesiumreich. Dadurch haben sie viel mehr von diesem wichtigen Element zur Verfügung als die Menschen in Europa oder im Osten und mittleren Westen der USA.

Es heißt nach dem griechischen Historiker Herodot aber auch: »Ägypten ist das Geschenk des Nils«. Gehen wir also diesem Hinweis nach und sehen wir uns an, was dieser längste Fluss der Welt mit sich führt. Der knapp 7000 Kilometer lange Nil entsteht durch den Zusammenfluss zweier anderer Flüsse: Der Weiße Nil speist sich aus dem Victoriasee, durchquert den Sudan und trifft bei Khartum auf den Blauen Nil. Der Blaue Nil spielt für uns die größere Rolle, weil er den Großteil des fruchtbaren Lehms nach Ägypten bringt – in manchen Zeiten des Jahres bis zu 96 Prozent. Dieser Schlamm ist reich an Eisen und Magnesium, weil der Blaue Nil aus dem Tanasee entspringt, in der gebirgigen Gegend im Zentrum Äthiopiens, etwa 800 Kilometer weit durch Böden aus Fels und Vulkanasche fließt, dabei einen Höhenunterschied von 1200 Metern überwindet und sich ein Flussbett von 25 bis 30 Metern Breite gräbt. Auf seinem Weg nimmt er jenen Lehm mit sich, der zusammen mit dem Wasser Ägypten so fruchtbar macht.

Die Lehmanteile im Blauen Nil sind so hoch, dass es ein Rätsel ist, woher sein schöner, fast poetischer Name eigentlich kommt. Denn das schlammige Wasser ist braun, manchmal fast schwarz. Zusammen mit dem Weißen Nil sorgt es für die Überschwemmungen, die den Lehm in Ägypten ablagern und im Land der Pharaonen früher zwei, manchmal sogar drei Ernten pro Jahr möglich machten.

Der Vulkanschlamm, den der Blaue Nil mit sich führt, wurde von den Ägyptern hoch geschätzt. Sie nutzten ihn (und nutzen ihn bis heute) auch für medizinische Zwecke, etwa für Schlammpackungen gegen Haut- und Knochenleiden, und tranken das schlammige Wasser gegen Verdauungsprobleme und Infektionskrankheiten. Seit der Errichtung des Nassersees zur Regulierung des Flusslaufs bleiben heute große Teile dieses fruchtbaren Lehms im Assuan-Staudamm zurück. Das »Geschenk des Nils« gelangt so nicht mehr nach Ägypten.

Fassen wir zusammen: Vulkanische Böden sorgen für eine magnesiumreiche Ernte. Jene Länder, die über solche landwirtschaftlichen Böden verfügen, bringen die besten und widerstandsfähigsten Athleten hervor: Kenia und Äthiopien. In anderen Gegenden nutzt man den aus vulkanischen Böden angeschwemmten fruchtbaren Schlamm nicht nur als Dünger, sondern auch als Medizin. Auch das erklärt sich durch den Gehalt an Magnesium, das unentbehrlich ist für die Bildung und Nachbildung von Gewebe, für die Bildung von Antikörpern und viele weitere Funktionen des Organismus.

Arthrose, Osteoporose, Sehnenentzündung und Bänderriss

Gleichzeitig mit den schon erwähnten, scheinbar unerklärlichen Fällen von plötzlichem Herztod sind auch die Fälle von Arthrose, Osteoporose, Sehnenentzündungen und Bänderrissen gestiegen. Diese Abnützungserscheinungen betreffen immer mehr Menschen in immer jüngerem Alter.

Sowohl Knochen als auch Knorpel und Sehnen bestehen aus einem bestimmten Protein: dem Kollagen. Wie andere Gewebe auch, ist Kollagen einem Abbau- und Neubildungsprozess unterworfen, und wie bei anderen Proteinen auch, braucht es zur Bildung durch unseren Organismus Aminosäuren, ATP, GTP und Magnesium. Kollagen besteht strukturell immer aus feinen Fäden von je drei Aminosäureketten. Für ihre chemische Bindung, um also die drei Ketten zu einem Faden zu verwinden, braucht es ein Reduktionsmittel – meist Ascorbinsäure, also Vitamin C.

Diese Fäden reihen sich aneinander, wobei zwischen den Fäden ein kleiner Abstand bleibt, wie aneinandergekoppelte Zugwaggons. Nebeneinander gelagerte Fadenreihen liegen immer ein wenig versetzt. Durch diese versetzt aneinander gelagerten Lücken zwischen den Kollagen-Elementen (auch Monomere genannt) entsteht unter dem Elektronenmikroskop ein Bänderungsmuster. Räumlich betrachtet sind die Kollagenfäden im Gewebe netzförmig angeordnet, in den Sehnen parallel gebündelt.

Im Knochengewebe lagert sich in den Lücken zwischen den Kollagenmonomeren das Kalziumphosphat ein, in den Gelenken das Chondroitinsulfat. Die einzelnen Prokollagen-Fäden bestehen aus etwa 1100 Aminosäuren, jedes Molekül mit drei Aminosäurenketten also aus 3300. Genauer gesagt ist jedes Mokekül 3000 Ångström lang, wobei ein Ångström 10^{-10} m entspricht. (In Metern ausgedrückt ist das eine Null, gefolgt von neun Nullen nach dem Komma und an zehnter Stelle einer Eins.)

Der Abstand zwischen den Molekülen beträgt etwa 400 Ångström. In diesen Lücken lagert sich wie gesagt das Kalziumphosphat ein, das den Knochen stabil hält und verhindert, dass er sich unter dem Gewicht des Körpers verformt. Aber Achtung: Knochen müssen auch biegsam sein, damit sie bei Belastung nicht brechen. Dafür braucht es eine beständige und ausreichende Menge Kollagen im Knochen. Sinkt der Kollagengehalt, mineralisieren die Knochen, sie werden porös und brechen leichter. Wir alle wissen, dass etwa Bimsstein leicht bricht. Ähnlich verhält es sich hier: Ein Knochen, der viel Kollagen enthält, ist schwerer zu brechen als ein mineralisierter, poröser Knochen.

Diese Überlegungen sollen bewusst machen, wie wichtig der Erhalt der Kollagenbestände im Knochen ist. Und wenn der Knochen doch einmal bricht, ist es das Kollagen, das die Bruchstellen wieder »zusammenschweißt«, also heilen lässt.

Der Knorpel ist jenes Gewebe, das als »Stoßdämpfer« zwischen zwei Knochen fungiert. Er enthält auch eine Flüssigkeit aus Proteinen und Zuckermolekülen (Proteoglykanen), die als »Gelenkschmiere« dient.

Sehnen wiederum sind reines Kollagengewebe aus parallel angeordneten Kollagenfäden.

All diese Gewebe werden aufgrund ihrer komplexen Struktur sehr langsam auf- und abgebaut. Tatsächlich ist die Knochenbildung erst mit 21 Jahren abgeschlossen. Abnützungen (Arthrose) oder Osteoporose werden daher nur schwer ausgeglichen. Auch von den Sehnen wissen wir, dass sie sehr langsam heilen und in vielen Fällen eine Heilung nur schwer möglich ist. Zudem ist in diesen Geweben die Blutversorgung gering. Dabei ist Blut ein Transporter für sämtliche Substanzen, die der Körper für seine Stoffwechselprozesse braucht.

Die vier Phasen der Proteinbiosynthese (Aufbau von Eiweißen aus einzelnen Aminosäuren) und beteiligte Substanzen	
Phase	***Notwendige Substanzen***
1. Aktivierung der Aminosäuren	Aminosäuren tRNA Aminoacyl-tRNA-Synthetase ATP –Mg^{++}
2. Initiation der Polypeptidkette	Aminoacyl-tRNA Initiator (bei Bakterien $tRNAi^{fMet}$) mRNA GTP –Mg^{++} Initiationsfaktoren (F_1, F_2, F_3) Ribosomenuntereinheit (30S-Untereinheit)
3. Elongation	Aminoacyl-tRNA spezifisch nach Codon –Mg^{++} Elongationsfaktor Tu GTP Elongationsfaktor G
4. Termination	Stoppcodon in der mRNA Release-Faktor zur Freisetzung des Polypeptids

All das soll zeigen, wie wichtig eine gute Ernährung ist – speziell für Sportler, aber selbstverständlich für alle Menschen, auch und gerade wenn sie keinen Sport treiben.

Es sei deshalb noch einmal gesagt: Morgens, mittags und abends müssen Proteine zugeführt werden. Warum? Weil die Aminosäuren, die sie uns liefern, ab der Aufnahme durch den Verdauungstrakt nur etwa fünf Stunden im Blut verbleiben. Wenn sie zu wenig über die Ernährung zugeführt werden und für körpereigene Prozesse nicht ausreichen, etwa für die Bildung von Neurotransmittern, holt sich der Körper diese Nährstoffe, indem er den Knochen Proteine entzieht. Das Skelett ist – ich wiederhole es – »der Stützapparat und die Vorratskammer des menschlichen Körpers«: Da sein Abbau nicht lebensbedrohend ist, greift der Körper bei Bedarf an bestimmten Nährstoffen auf die Knochensubstanz zurück.

Man beachte: Wenn eine Person starke Arthrose hat, das heißt, das Skelett bereits stark abgenützt ist und der Körper dann, weil er seinen Bedarf nicht decken kann, diesem Skelett Nährstoffe entziehen will, verliert es seine Leistungsfähigkeit. Die Folgen betreffen den gesamten Organismus: Das Zahnfleisch wird schwächer, es kommt weiters zu Gastritis, Zwerchfellbruch, Darmdivertikeln und – besonders bei Frauen – rascher zu Blutergüssen. Es genügt oft, leicht an der Bettkante anzustoßen, und schon bildet sich ein blauer Fleck.

Hinzu kommen Verdauungsprobleme und das Gefühl des »Aufgeblasenseins« nach dem Essen, weil Verdauungsenzyme nicht in ausreichendem Maß gebildet werden – denn auch hier handelt es sich um Proteine. Gleichzeitig lässt auch die Gehirnleistung nach, was sich oft darin äußert, dass die Person sich wie benebelt fühlt. Mit den Schmerzen, den Muskelverhärtungen und diesem schweren Kopf wird der Alltag mühsam. Doch anstatt diese Phänomene als ein Stoffwechselproblem aufgrund fehlender Nährstoffe anzuerkennen, werden die Patienten symptomatisch behandelt, in vielen Fällen (auch dem meinen) ohne dass man dem eigentlichen Problem auf den Grund geht.

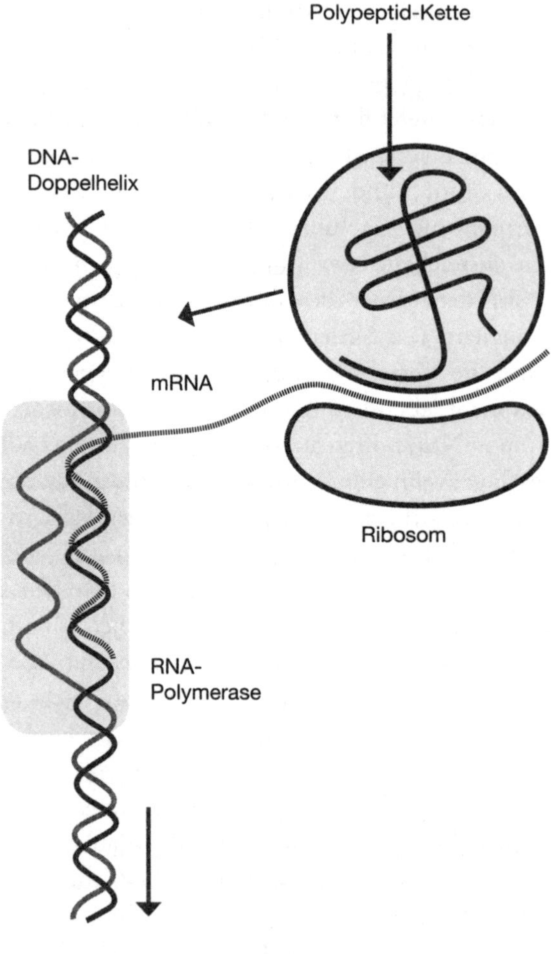

Schema der Proteinbiosynthese (nach Lehninger).

Oft ist im Fall von Arthrose gar nicht von Arthrose die Rede. Man spricht stattdessen von Chondropathie, um den Verschleiß auszudrücken. Eine Patientin kannte Arthrose von ihrer Mutter und dachte bei dem Begriff Chondropathie, sie litte unter etwas ganz anderem. Das ist wichtig, denn von Arthrose wusste sie, dass sich dieses Problem beständig verschlechtert. Ihre Mutter nahm zwar Medikamente, doch diese hatten nur den Effekt, dass sie den Magen und teils auch die Leber schädigten.

Wenn es um Arthrose geht, denkt niemand an die Wiederherstellung der Knorpelmasse. Oft genug hört man den Satz: »Zerstörtes Knorpelgewebe kann nicht ersetzt werden.« Ausgehend davon verschreiben die Ärzte Entzündungshemmer, Schmerz- und Entspannungsmittel, Magenschutz, Infiltrationen und schließlich eine Operation zum Einsatz der Gelenkprothese.

Dabei ist sehr wohl an die Wiederherstellung der Knorpel zu denken. Es genügt, sich einige Fragen zu stellen – und zu beantworten: Woraus bestehen Knorpel? In überwiegendem Maß aus Kollagen. Was ist Kollagen? Ein Protein.

Wie und woraus bildet unser Körper die Proteine? Aus den Aminosäuren, die uns die Proteine aus der Nahrung liefern, sowie Phosphor, Magnesium und Vitamin C. Bedenkt man, dass die Aminosäuren aus der Nahrung nur etwa fünf Stunden im Blutkreislauf verbleiben und Vitamin C sechs Stunden, wird klar, dass man beides zu allen drei Mahlzeiten des Tages aufnehmen sollte, um eine gleichmäßige Versorgung zu gewährleisten. Und schließlich, wie von mir so oft erwähnt: Wenn Anzeichen für Magnesiummangel auftreten, sollte die Ernährung durch Magnesium ergänzt werden.

Und wenn, wie in Spanien, das Frühstück meist nicht ausreichend Proteine liefert, kann Kollagen mit Magnesium als Nahrungsergänzung zugeführt werden. Gleiches gilt für das Abendessen, das oft – besonders bei Frauen – ebenfalls arm an Proteinen ist.

Um zu zeigen, wie sich Magnesiummangel äußern kann, beschreibe ich im Folgenden die häufigsten Mangelsymptome.

III. Magnesiummangel und seine Folgen

Symptome bei Magnesiummangel

Magnesium spielt auch für die Funktion des Nervensystems eine Rolle. Nimmt die Magnesiumkonzentration im Körper ab, kann es zu den folgenden Symptomen kommen:

- Steigende Beklemmung und spürbare Unruhe oder Rastlosigkeit. Betroffene wissen nicht, wie ihnen geschieht. Sie spüren eine Art inneres Zittern, das sich manchmal auch als sichtbares Zittern an einer bestimmten Körperstelle äußert. Auch Klaustrophobie (Angst vor engen Räumen) oder Agoraphobie (Angst vor weiten Plätzen) können auftreten. Ebenso kann es zu einer schlechten Regulation der Körpertemperatur kommen, die sich manchmal auch durch leicht erhöhte Temperatur äußert, ohne dass eine Infektion besteht. Gelegentlich kommt es sogar zu plötzlicher Todesangst, weil ein sehr starker Mangel sich auch als Beklemmung oder Verstörung äußern kann; man fühlt sich dann unfähig zu reagieren. Als läge man in einer tiefen Grube und wäre zu erschöpft, um sich daraus zu befreien, während das Leben rund um einen herum einfach weitergeht.
- Beim Einschlafen oder im Schlaf schrecken Betroffene auf, haben das Gefühl zu fallen, sprechen im Schlaf, bewegen die Arme oder treten um sich. Das Fallen wird als äußerst unangenehm empfunden, Erwachen ist dann erleichternd.

  Wie erwähnt, spielt Magnesium eine ganz wesentliche Rolle für die Muskelentspannung. Ist nicht ausreichend Magnesium im Organismus vorhanden, kann es auch zu folgenden Erscheinungen kommen:
- Tics im Augenbereich, um den Mund oder Ameisenlaufen im Mundbereich, im Arm oder im Oberschenkel; auch in anderen Teilen des Körpers kann ein Pochen oder Pulsieren auftreten, manchmal verbunden mit einem sichtbaren kleinen Muskelzucken.

- Muskelverspannungen im Nackenbereich, die häufig mit einer Wirbelabnützung einhergehen, wie bereits im Abschnitt zur Arthrose erwähnt. Sie werden oft abgetan mit dem Wörtchen »wohl«: »Da habe ich mir wohl einen steifen Nacken geholt«, »Das wird wohl das Kissen sein«, »Das war wohl die Zugluft« oder »Das liegt wohl daran, dass ich so lange in gleicher Haltung vor dem Computer gesessen bin«.
- Krämpfe in den Beinen (Waden) oder Zehen, gelegentlich auch in den Oberschenkeln. Manchmal sprechen die Leute von kribbelnden Schmerzen oder steifen Zehen.
- Muskeln können sich krampfartig zusammenziehen, was sich unter anderem als Schluckauf (besonders bei Babys) oder in langen Gähnanfällen äußern kann.
- Die Zwischenrippenmuskeln können sich verkrampfen und die Lungenfunktion einschränken. Unser Kopf reagiert auf die mangelnde Sauerstoffversorgung, indem wir reflexartig tief einatmen, was wie ein Seufzen klingt; Betroffene werden dann häufig gefragt, was denn los sei, und sagen darauf »Nichts«, obwohl sie gerade unbewusst aufgehört haben zu atmen.
- Auch die Gefäßwände können sich zusammenziehen und dadurch verengen, wie schon in den vorangehenden Kapiteln angesprochen. Das äußert sich wie folgt: häufig erhöhter Blutdruck, wobei sich der systolische dem diastolischen Wert annähert, oder ein leichtes Stechen in der Herzregion (was viele sehr erschreckt). Auch Herzrhythmusstörungen, erhöhter Puls oder Extrasystolen (zusätzliche Herzschläge) kommen vor und treiben viele Leute zum Arzt. Wenn dann Betroffene vor ihrem Arzt- oder Klinikbesuch gerade Schokolade, Kakao, Mandeln oder andere sehr magnesiumreiche Lebensmittel (die ja meist auch beliebt sind) zu sich genommen haben, stellt der Arzt nur fest, dass alles in Ordnung ist und es »die Nerven« sein müssen ... Gleichzeitig verstärken sich aber die Probleme, und herrschen zusätzlich in der Arbeit oder im Privatleben Spannungen, kommt es auch noch zu

einem vermehrten Adrenalinausstoß, was erst recht einen erhöhten Magnesiumverbrauch zur Folge hat.

- Sehr starker Magnesiummangel kann sich auch darin äußern, dass Betroffene schwarze Punkte oder, wenn sie die Augen schließen, Lichtblitze sehen; im Extremfall (und ich habe zwei derartige Fälle gehabt) kann es sogar zu vorübergehender Blindheit kommen, die einige Minuten dauert.
  Verhindern lässt sich all das einfach, indem man mehrmals am Tag Magnesium zu sich nimmt. Mit einem Mal ist es nicht getan, denn Magnesium braucht Transportproteine (»Carrier«), um ins Blut zu gelangen, und diese hat der Körper nur begrenzt zur Verfügung.
- Magnesium spielt auch für die Proteinbildung im Körper eine Rolle – davon war ebenso in den vorigen Kapiteln schon die Rede. Unser Organismus baut täglich 400 Gramm an Gewebe ab (wir Chemiker beziehen uns dabei auf das reine Protein), die ersetzt werden müssen. Dazu muss ein Kilogramm Gewebe täglich aufgenommen und neu gebildet werden. Das klingt erstaunlich, und das tat es auch für mich, als ich davon erfuhr. Der Nachweis findet sich bei Jungermann und Möhler ebenso wie bei Lehninger. Bei Jungermann heißt es explizit: »400 g Protein, das heißt, 500 g Aminosäuren«. Ein Teil der Aminosäuren aus der Resorption von Gewebe wird vom Körper wiederverwendet, ein Teil geht jedoch verloren. Das ließ sich daran zeigen, dass Personen, die keine proteinhaltige Nahrung zu sich nehmen, dennoch täglich Harnstoff über den Urin ausscheiden.

Welche Proteine bilden sich und kommen im Körper zum Einsatz?

Alles Gewebe im Organismus besteht aus Eiweißen: Muskeln, Organe, Sehnen, Knorpel, Knochen, Neuropeptide, viele Hormone, sämtliche Enzyme inklusive der Verdauungsenzyme (darunter Amylase, Maltase, Laktase, Saccharase, Lipase und Peptidasen wie

Pepsin oder Trypsin), aber auch einige Proteine, die zusammen mit Natrium den Blutdruck regulieren. Auch die Antikörper, die eine wichtige Rolle in der Immunabwehr spielen, besonders gegen Viren, weil diese für gewöhnlich nicht mit Medikamenten bekämpft werden können.

Bei einigen Proteinen kennen wir die Zusammensetzung, etwa bei Insulin und Kollagen, von dem gleich die Rede sein wird.

Warum betone ich das so? Proteine – und das gilt für alle Lebewesen – bestehen aus Ketten von je zwanzig Aminosäuren. Ihre Anordnung und Häufigkeit bestimmt die Art des Gewebes, das sie bilden.

Bei hydroxylierten Aminosäuren, etwa Prolin und Lysin im Kollagen, findet die Modifikation statt, wenn die ursprüngliche Aminosäure bereits in die Eiweißkette eingebaut ist.

Bei den meisten Aminosäurenketten, deren Zusammensetzung bekannt ist, wissen wir, dass sie aus einer »bunten Mischung« von Aminosäuren bestehen. Beim Kollagen ist das anders. Mehr als die Hälfte dieses Gewebes setzt sich aus nur drei Aminosäuren zusammen: Glycin, Prolin und Lysin, wobei Prolin und Lysin durch verschiedene chemische Reaktionen (zusammen mit einem Antioxidans oder Reduktionsmittel) zum Teil zu Hydroxyprolin und Hydroxylysin umgewandelt (also hydroxyliert) werden.

Kollagen wiederum stellt 38 Prozent des Gesamtproteins im menschlichen Körper und fast ebenso viel bei den höher entwickelten Tieren, Land- wie Wasserbewohnern. Es ist Teil der Knochenbildung und verleiht den Knochen Elastizität, sodass sie nicht durch Druck, Gewicht oder Erschütterung brechen; gleichzeitig behalten die Knochen ihre feste Struktur, weil das enthaltene Kalziumphosphat verhindert, dass sie sich verformen.

Man denke an frühere Zeiten, als es noch keine Zusatznahrung für Säuglinge gab. Kinder, die nicht genug Muttermilch bekamen und daher schon zu früh etwa mit Brotsuppe oder Reismehl gefüttert wurden, litten an Rachitis, erkennbar an den O- oder X-Beinen und der sogenannten Trichterbrust. Der Kalziummangel dieser

Kinder führte jedoch nicht zu Knochenbrüchen, sondern eben zu diesen Verformungen.

Kollagen ist auch in großen Mengen in den Blutgefäßen, im Verdauungstrakt, im Zahnfleisch, der Haut, der Hornhaut etc. vorhanden. Deshalb kommt es bei Verschleißerscheinungen im Skelett oder Knochenabbau oft auch zu Zahnfleischbluten, häufigen Blutergüssen, Verdauungsproblemen sowie Zwerchfellbruch, Gastritis, Darmdivertikeln und ähnlichen Problemen. Langfristig können auch Haarausfall, brüchige oder abblätternde Fingernägel die Folge sein, weil das Haar- und Nagelgewebe schwach ist. Und auch die Haut altert leichter (daher enthalten viele Anti-Aging-Cremen Kollagen). Grundsätzlich muss aber der Körper Kollagen unter der obersten Hautschicht selbst bilden.

Ein wichtiger Punkt wird oft unterschätzt: Ist der Magnesiumspiegel im Blut zu gering, wird auch kaum Magnesium über den Urin ausgeschieden, und so verbleiben auch jene Elemente im Körper, die sich an Magnesium binden. In der Folge bilden sich Harngries oder Harnsteine aus Kalziumoxalat. Denn Magnesium ist wie Kalzium zweiwertig und hat somit die gleichen chemischen Eigenschaften. Das bedeutet, dass in Salzen ein Magnesiumatom ein Kalziumatom ersetzen kann (wie es im Dolomitgestein oder häufig auch in den Schalen von Weichtieren der Fall ist). Magnesium hat aber nur die Hälfte des Volumens von Kalzium, braucht also nur halb so viel Platz in den Oxalatkristallen, die sich in der Niere bilden. Dadurch zerfallen diese Salzkristalle oder bilden sich gar nicht erst, wenn ausreichend Magnesium für den Stoffwechsel zur Verfügung steht.

Stellen Sie sich eine Kristallstruktur vor: Das Kristallgitter ist stabil, weil die entgegengesetzt geladenen Ionen einander berühren. Sind nun einige Ionen kleiner als die gleichwertigen, die sie ersetzen, ist die Kristallstruktur instabil (das wurde in Laborversuchen bewiesen). Wenn sich die Steine schon gebildet, also Kristallstruktur angenommen haben und man dann Magnesium einnimmt, kann es sein, dass sie an »schwachen« Stellen aufbrechen, zerfallen und einzelne Kristallstückchen in den Harnleiter gelangen. Dann kommt es zu einem »Anfall« oder einer Kolik. Magnesium kann also Auslöser sein, aber nicht, weil es zur Steinbildung beiträgt (die meisten Harnsteine bestehen aus Kalziumoxalat), sondern weil es sie aufbricht.

Eine Ausnahme gibt es: Bei Nierenbeckenentzündungen durch Infektion mit dem Erreger Proteus (Bakterien) ist es besser, die Magnesiumaufnahme zu stoppen, weil dieses Ammoniak bilden und daraus Ammoniummagnesiumphosphat entstehen könnte. Aber diese Steine sind sehr selten und nur bei Vorliegen dieses speziellen Erregers möglich.

Dagegen kommt es gerade bei Magnesiummangel, speziell bei Frauen, häufiger zu Blasenentzündungen, weil der Körper nicht ausreichend und schnell genug Antikörper bildet. Sehr häufig treten diese wiederholten Blasenentzündungen bei Arthrosepatientinnen auf, also bei Menschen, deren Gewebe bereits geschädigt ist.

Wir fassen zusammen: Bei Magnesiummangel kommt es zu Problemen des Nervensystems wie Beklemmung, mangelnden Reflexen und schlechter Konzentration. Ebenso auftreten können Tics, inneres oder äußerlich sichtbares Zittern, unerklärliche Unruhe, Klaustrophobie, Platzangst, Todesangst (Beklemmung und Unfähigkeit zu reagieren), Verkrampfungen, Verspannungen, Sehstörungen wie schwarze Punkte oder Lichtblitze bei geschlossenen Augen, Sehverlust (bis zu einigen Minuten), erhöhte Temperatur ohne Vorliegen einer Infektion wegen schlechter Regulation der Körpertemperatur, krampfartiges Zusammenziehen des Zwerchfells oder der Darmmuskulatur, Verdauungsprobleme und Blähungen.

Außerdem kann es zu Gewebeschäden kommen, die häufig im Skelett mit Sehnenentzündungen, Arthrose und Osteoporose beginnen, aber auch Zahnfleischprobleme und schwache Haare und Nägel zur Folge haben, zu Blutergüssen schon bei kleinsten Stößen, häufigen Erkältungen und Blasenentzündungen, Krämpfen,

Muskelverspannungen, Herzrhythmusstörungen ohne Erkrankung des Herzens, die bei Untersuchungen als »nervlich bedingt« deklariert werden und zu einem Heer vermeintlicher Herzpatienten führen, die nicht wissen, was tun – sie wissen, dass »etwas nicht stimmt«, ohne dass der Arzt die Ursache finden kann. Häufig werden sie mit muskelentspannenden Mitteln entlassen, die zwar die Symptome verschleiern, aber das Problem nicht beheben, weil niemand an das denkt, was ich in diesem Buch beschreibe.

Spezialisten wissen, dass sich Magnesiummangel durch viele Symptome äußern kann. Kein Wunder, spielt es doch für so viele Vorgänge im Körper eine Rolle.

Es kommt häufig vor, dass bei einem Mangel an diesem Element in unserer Nahrung das Bedürfnis nach Schokolade steigt. Das liegt daran, dass der Körper normalerweise instinktiv nach jenen Lebensmitteln verlangt, die am meisten davon enthalten. Und tatsächlich ist Kakao jenes Nahrungsmittel mit dem höchsten Magnesiumgehalt, gefolgt von Sojamehl, Mandeln, Hasel-, Erd- und Walnüssen.

Bestimmt möchten Sie nun wissen, welche weiteren Nahrungsmittel viel Magnesium enthalten. Hier einige Beispiele (in mg pro 100 g):

Kakao	450–500
Sojamehl	250–280
Mandeln	250
Walnüsse	185
Erdnüsse	160

Datteln	83
Vollkornbrot	80
Spinat	50
Seezunge	49
Huhn	37
Kabeljau	25
Kartoffeln	25
Kalbfleisch	16
Kohl, Kraut	15
Endiviensalat	12

Magnesium – ein Allheilmittel?

Manchmal trifft man auf Menschen, die Magnesium geradezu verherrlichen. Auch mir haben einige gesagt, es habe ihnen »wieder Leben eingehaucht«. Umgekehrt merken andere »gar keinen Unterschied«.

Warum dieser Enthusiasmus?

Wir wissen inzwischen, dass bei manchen Menschen der Magnesiumbedarf erhöht ist. Die Gründe sind vielfältig: weil ihr Körper es schlecht aufnehmen kann, weil er die Magnesiumvorräte in der Knochenhaut nicht speichern oder bei Bedarf schlecht mobilisieren kann, oder weil sie über den Urin vermehrt Magnesium ausscheiden. Woran es auch liegt, Tatsache ist, dass einzelne Menschen veranlagungsbedingt mehr Magnesium brauchen als andere.

Studien vor allem aus Frankreich, den USA und Kanada haben ergeben, dass etwa achtzig Prozent der Bevölkerung weniger Magnesium zuführen, als es ihrem Bedarf entspricht. Bei zehn Prozent der Personen mit Magnesiummangel ist dieser gravierend.

Wir wissen aber noch mehr. Seit Organtransplantationen durchgeführt werden, beobachtet man die Kompatibilität (Übereinstimmung der Gewebemerkmale) von Spender und Empfänger über das sogenannte HLA (Human Leucocyte Antigen). In zwei Pariser Spitälern, dem Hôpital Necker und dem Universitätsklinikum Hôpital Cochin, fanden Ärzteteams unabhängig voneinander heraus, dass alle Patienten, die HLA Bw35 aufwiesen, unter einem Mangel an Magnesium im Blutserum und in den roten Blutkörperchen litten.

Diese Menschen neigen zum sogenannten Verhaltenstyp-A-Muster. Sie sind pflichtbewusst, detailgenau, besorgt, ängstlich. Ich habe einige kennengelernt, die ich die »Plusquamperfekten« nenne. Wenn nun diese übergenauen Menschen zum Arzt gehen, haben sie oft eine ganze Liste von Symptomen mit, weil es mehr sind, als man sich merken kann. Beim Arzt klagen sie dann über unterschiedlichste Probleme, und in vielen Fällen werden sie als Hypochonder abgestempelt. Sie bilden sich ihre Beschwerden keinesfalls ein, aber für einen Arzt, der sich nicht eingehend mit dem Thema beschäftigt hat, mag es seltsam scheinen, dass einem Menschen alles wehtut, er helle Flecken sieht, das Gefühl hat, ihm würde der Puls aussetzen und dann wieder rasen, obwohl er nur sitzt oder liegt. Und so kommt es, dass der Arzt den Patienten als schwarzseherisch oder zumindest als Erbsenzähler abtut.

Dr. Jean Durlach war bis vor einiger Zeit einer der intensivsten Forscher zu diesem Thema in Frankreich. 1989 erschien in der Zeitschrift *Magnesium Research* ein Artikel, in dem er schreibt: »Magnesiummangel und Stress verstärken einander gegenseitig in einem pathogenen Teufelskreis. Sowohl das HLA-Allel Typ Bw35 als auch der Verhaltenstyp A stellen grundlegende Faktoren für erhöhten Magnesiumbedarf dar.« Jean Durlach erhielt den französischen Verdienstorden Légion d'honneur. Vor einigen Jahren ist er leider verstorben.

Tatsächlich trat er mit seiner Arbeit zum Thema Magnesium in die Fußstapfen einer französischen Medizinergruppe um Pierre Delbet. In Frankreich wird die Rolle von Magnesium in der Biochemie des menschlichen Körpers wesentlich stärker beforscht als in Spanien.

Wenn einem Menschen ein bestimmter Nährstoff nicht fehlt, wird er nichts unternehmen, um ihn zu sich zu nehmen. Aber wir dürfen nicht vergessen, dass der Magnesiumgehalt in unserer Nahrung weiter zurückgeht. Ich hoffe, dass sich die chemische Düngemittelindustrie rasch des Problems annimmt, das ich hier in aller Kürze beschrieben habe, nämlich der Zusammensetzung landwirtschaftlicher Böden und in der Folge der Düngemittel.

Wichtiges zur Magnesiumeinnahme: Die abführende Wirkung

In den 20er-Jahren des 20. Jahrhunderts, nach dem Ersten Weltkrieg, nahmen die Menschen Magnesiumchlorid in Form einer auf etwa dreißig Promille verdünnten Lösung ein, von der sie zwei- bis dreimal täglich etwa einen Milliliter zu den Mahlzeiten tranken. Da sie sehr bitter schmeckte, begann man in Frankreich Tabletten herzustellen, die die vier Halogensalze mit Magnesium enthielten: Magnesiumchlorid, -bromid, -iodid und -fluorid.

Diese Zusammensetzung findet man auch in Spanien, doch sie sollte nicht über längere Zeiträume eingenommen werden. Denn Bromid hat eine sedative Wirkung, Iodid kann zu Schilddrüsenüberfunktion und Fluorid zu Skelett- und Zahnfluorose führen, das heißt, einer chronischen Fluoridvergiftung.

Weil es keine Tabletten gab, die man ohne Nebenwirkungen täglich einnehmen konnte, kam ich selbst auf Chloridtabletten. Es gibt aber auch eine andere Zubereitung, die uns nicht nur mit dem Magnesiumion versorgt, sondern auch die Salzsäure neutralisiert, die etwa bei Menschen mit Sodbrennen im Überfluss vorhanden ist: nämlich Magnesiumcarbonat, das als Pulver und auch in Tablettenform erhältlich ist.

Im Vergleich zu Chlorid hat Carbonat den Vorteil, dass es praktisch geschmacklos ist und sich auch für Menschen mit Magenübersäuerung eignet. Es kann mit Frucht- oder Tomatensaft, mit Zitronenwasser oder in Joghurt und Salat eingenommen werden – das heißt, mit jedem Lebensmittel, das sauer ist, und das sind beinahe alle. So sollte man auf vier bis sechs Tabletten oder einen Teelöffel zwei- bis dreimal täglich kommen.

Es gibt auch Magnesiumlaktat, doch der Magnesiumanteil ist in dieser Verbindung wesentlich geringer als in Chlorid oder Carbonat.

Dadurch wirkt es zwar nicht so stark abführend, versorgt Betroffene aber auch mit wesentlich weniger Magnesium.

Erst seit wenigen Jahren wird ein Produkt angeboten, das aus meiner Sicht vor allem für jene interessant ist, die Probleme mit den Knochen haben oder möglichen Problemen vorbeugen möchten: ein Kollagen-Magnesium-Präparat. Früher war es in Form von Gelatine erhältlich, doch die Glasbehälter brachen leicht, brauchten Raum, waren schwer und hatten überhaupt einige Nachteile, die gelöst sind, seit die Formel als Pulver oder in Tablettenform angeboten wird.

An anderer Stelle in diesem Buch habe ich über Kollagen und seine große Besonderheit berichtet, nämlich dass es zu sechzig Prozent aus nur drei verschiedenen Aminosäuren besteht, wobei Glycin (oder Glykokoll) am häufigsten auftritt. An jeder dritten Position in der Peptidkette findet sich Glycin, dazu kommen etwa zwanzig Prozent Prolin und Hydroxyprolin sowie einiges an Hydroxylysin. Kein anderes Eiweiß weist Aminosäurensequenzen mit so häufigen Wiederholungen auf. Da Kollagen aber für Tier und Mensch sehr wichtig und in seiner Zusammensetzung einzigartig (d. h. nicht ersetzbar) ist, ist seine Zufuhr über die Nahrung sehr wichtig.

Sind die zugeführten notwendigen Aminosäuren im Blut angelangt, braucht es neben Phosphor auch Magnesium, damit Fibroblasten und Chondrozyten (die Zelltypen des Kollagens) mit all diesen Zutaten Kollagenfäden bilden können. Deshalb wird bei uns Kollagen mit Magnesium versetzt. In dieser Zusammensetzung wird es am besten aufgenommen.

Bedenken wir, dass es in Spanien kaum eine eiweißreiche Frühstückstradition gibt – meiner Erfahrung nach nur auf dem Land, wo im Gegensatz zur Stadt ein sinnvolles und vollwertiges Frühstück mit Eiertortilla oder Schinken, (natürlich) Brot sowie Orangen im Winter oder Tomaten im Sommer üblich ist, zusammen mit einer großen Tasse Kakao oder Milchkaffee.

Allerdings ist das in unseren Breiten die Ausnahme, denn die meisten essen den ersten Imbiss im Lauf des Vormittags und nicht gleich nach dem Aufstehen, was sinnvoll wäre, weil der Körper im Schlaf sozusagen gefastet hat und daraufhin Energie für die Arbeit braucht.

All das lässt die Annahme zu, dass die Zufuhr von Kollagen mit Magnesium oder Magnesium mit Kollagen, morgens und abends (oder im Norden, wo man früher zu Abend isst, vor dem Schlafengehen) sinnvoll ist. Die Formel ist als Pulver oder in Tablettenform erhältlich.

Vom Pulver sollte man zwei Teelöffel mit Joghurt oder dem ersten Getränk des Tages sowie zwei weitere Teelöffel mit der Nachmittagsjause, dem Abendessen oder vor dem Schlafengehen einnehmen. Kauft man die Mischung als »Sticks« verpackt, entspricht das einem Stick morgens und einem abends oder vor dem Schlafengehen. Wer lieber Tabletten einnimmt, nimmt fünf Tabletten morgens und fünf abends.

Wer am Tag drei ähnlich nährstoffhaltige Mahlzeiten zu sich nimmt, wie es Vegetarier meist tun, dem rate ich zu täglichen Einnahmen von vier, drei und drei Tabletten oder zwei, einem und einem Teelöffel Pulver.

Bis dato erlaubte das Gesundheitsministerium keine Empfehlungen über 300 mg/Tag Mg^{++}-Ionen – was absurd ist, denn das Doppelte und Dreifache wäre möglich, und manche Experten empfehlen sogar bis zu 1400 mg/Tag.

Das heißt, es gilt die eiweißärmeren Mahlzeiten mit mehr Eiweiß zu ergänzen und die Magnesiumgabe gleichmäßig zu verteilen, wie ich im Anschluss noch detaillierter ausführen werde.

Magnesium braucht »Carrier«, das heißt Transporter, um aus dem Darm ins Blut zu gelangen. Diese Carrier finden sich in der Darmwand aber nur in beschränkter Zahl. Daher sollte Magnesium, im Fall von Magnesiummangel, über den Tag verteilt eingenommen werden.

Es ist sinnvoll zu wissen, dass andere Ionen wie etwa Kalium, Natrium und Kalzium ebenfalls Carrier nutzen, um ins Blut zu gelangen, und dass zwischen Kalzium und Magnesium eine Konkurrenz um die gleichen Transportermoleküle besteht. Daher gilt es eine gleichzeitige Gabe von Kalzium- und Magnesiumionen (wie sie in Dolomit vorkommen) zu vermeiden. In Tierstudien hat man darüber hinaus festgestellt, dass Kalzium sich in dieser Konkurrenz durchsetzt, was sich negativ auf die Magnesiumaufnahme auswirkt.

Was geschieht mit Magnesium, das nicht ins Blut gelangt?

Was nicht ins Blut aufgenommen wird, verbleibt im Verdauungstrakt, zusammen mit unverdaulichen Nahrungsbestandteilen. Dabei dürfen wir nicht vergessen, dass Magnesium zweifach positiv geladen ist und Wassermoleküle »polar« sind, das heißt, ihre elektrische Ladung ist ungleich verteilt. Ein kleiner Exkurs in die Chemie soll erklären, warum Magnesiumeinnahme zu weicheren Stühlen führt.

Die Edelgasregel besagt, dass alle Atome bestrebt sind, zwei oder acht Elektronen in ihrer äußersten Schale, also Edelgaskonfiguration zu haben. Helium hat zwei Elektronen, Neon, Argon oder Krypton sowie alle anderen in dieser Spalte des Periodensystems haben acht. Diese Struktur verleiht ihnen Stabilität. Alle Elemente streben nach diesem Zustand.

Sauerstoff verfügt über sechs Elektronen in der äußersten Schale und strebt deshalb danach, zwei Elektronen aufzunehmen, um den Zustand von Neon zu erreichen, dem Edelgas aus der gleichen Reihe im Periodensystem.

Wasserstoff, das einfachste aller Elemente, hat nur ein Proton (positiv geladenes Teilchen) und ein Elektron. Alle Wasseratome streben deshalb danach, ein weiteres Elektron aufzunehmen, um den Edelgaszustand von Helium zu erreichen, auch wenn sie dieses Elektron teilen müssen. Sauerstoff kann zwei seiner Elektronen mit den Wasserstoffatomen teilen und »gewinnt« dafür die Elektronen der Wasserstoffatome dazu. So gelangt das Sauerstoffatom über die

Elektronen von zwei Wasserstoffatomen zu acht Elektronen in seiner äußersten Schale. Das Ergebnis ist eine Anordnung, in der die Wasserstoffatome sich in einem Winkel von 104 Grad anlagern und so ein Wassermolekül bilden.

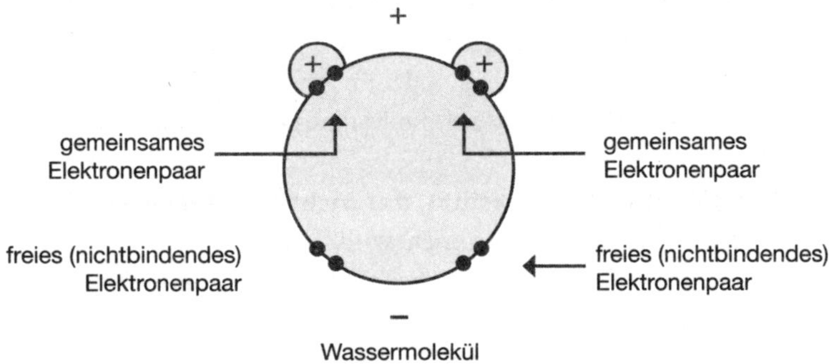

Wassermolekül mit Elektronenpaaren.

Die Wasserstoffatome behalten indessen ihr Proton. Folglich ist das Wassermolekül, das sich gebildet hat, auf einer Seite stärker positiv geladen als auf der anderen.

Kommen wir nun zurück zu den Magnesiumionen: Diese haben zwei Elektronen aus ihrer äußersten Schale abgegeben, um die Edelgaskonfiguration zu erreichen, und sind nun zweifach positiv geladen. In dieser Form befinden sie sich nun im Verdauungstrakt. Wir wissen aber, dass gegensätzliche Ladungen einander anziehen. Das stark positiv geladene Magnesium ist deshalb umgeben von einer Schicht aus Wassermolekülen, deren negativ geladene Seite es anzieht. Solcherart in eine Wasserwolke gehüllt, gelangt es in den Stuhl und macht diesen weicher, er lässt sich leichter absetzen. Den meisten Frauen kommt das zugute, weil viele von ihnen eher zu Verstopfung neigen.

Wenn Männer von Magnesium einen zu dünnen Stuhl bekommen, ist es angebracht, mit kleinen Gaben von Magnesium zu beginnen und diese nach und nach zu steigern, bis die nötige Magnesiummenge erreicht ist.

Noch etwas sei erwähnt: Menschen, die aufgrund einer Darmerkrankung an Durchfall litten, haben mir in Briefen berichtet, dass ihre Beschwerden durch Magnesiumeinnahme und adäquate Ernährung ausheilten. Ich weiß von Fällen schwerer Darmerkrankungen wie Colitis ulcerosa oder Morbus Crohn, in denen der amerikanische Internist Leo Galland hohe Magnesiumdosen verabreicht. Statt der empfohlenen Menge von 350 oder 450 mg/Tag empfiehlt er etwa das Doppelte, bis zu 700 mg, womit er berücksichtigt, dass bei diesen Erkrankungen die Absorptionsrate im Darm reduziert ist (vgl. *Magnesium* 7, 2/1988, Karger Publishers).

Magnesiumeinnahme und Magnesiumkonzentration im Blut

Bei Symptomen von Magnesiummangel, wie ich sie weiter oben beschrieben habe, empfiehlt man eine Magnesiumaufnahme über Nahrungsergänzungen von 300–450 mg/Tag, verteilt auf mindestens zwei Mahlzeiten, am besten aber auf drei.

Dabei handelt es sich um einen Richtwert, denn die tägliche Gesamtmenge hängt auch von den Nahrungsmitteln ab, die wir an einem Tag zu uns nehmen. Wenn wir etwa Mandeln, Kakao und Soja essen, können wir die Magnesiumaufnahme über die Nahrung deutlich steigern.

Einige deutsche Neurologen verabreichen 600–700 mg und in Einzelfällen bis zu 1400 mg. Diese Mengen müssen natürlich auf mindestens vier oder fünf Einnahmen über den Tag verteilt werden, da zu hoch konzentrierte Magnesiummengen aus Mangel an Transportmolekülen nicht aus dem Darm aufgenommen werden können, im Verdauungstrakt verbleiben und wie beschrieben für weiche Stühle sorgen.

Manche Menschen nehmen deutlich größere Mengen Magnesium ein, um genau diese wasseranziehende und damit abführende Wirkung zu nützen. Vor allem für ältere Personen ist das interessant, da Magnesium die Darmperistaltik reguliert, das Nervensystem für seine Aktivität Magnesium benötigt und darüber hinaus der Stuhl leichter abzusetzen ist.

Alten Menschen mit starker Darmträgheit empfehle ich zwei Kiwis oder Pflaumen in ein Joghurt zu schneiden und zwei Teelöffel Magnesiumcarbonat hinzuzufügen. Wenn keine bedenkliche Verstopfung besteht, genügt das – und es ist kein Medikament nötig, sondern nur ein Nahrungsmittel.

Wer Magnesium in Tablettenform kauft, findet auf der Dose den Gehalt in Magnesiumionen pro Tablette. So lässt sich leicht errechnen, wie viele Tabletten eingenommen werden müssen, um auf die üblichen 300 oder 400 mg täglich zu kommen.

Wenn sehr viele der beschriebenen Mangelsymptome auf Sie zutreffen, zögern Sie nicht, auch 500 mg Magnesium oder mehr am Tag einzunehmen. Sie werden schnell feststellen, dass keine Krämpfe, Verspannungen oder scheinbar grundlose Nervosität mehr bestehen, dass das beunruhigende Stechen in der Brust nachlässt und die erschreckenden Herzrhythmusstörungen, die der Arzt vielleicht als »nervlich bedingt« abgetan hat, nicht mehr auftreten.

Für alle, die Magnesiumcarbonat oder Kollagen mit Magnesium in Pulverform einnehmen, gilt: Ein Teelöffel (ich sage auch Kaffeelöffel) entspricht zwei bis drei Tabletten. Oder genauer: fünf Tabletten Kollagensupplement mit Magnesiumanreicherung entsprechen etwa zwei gehäuften Teelöffeln Pulver. Diese ungefähre

Angabe genügt auch, denn wir sprechen hier nicht von Arzneimitteln, sondern von Nahrungsmitteln.

Nun kommen wir zu einem schwierigen Punkt. Denn die Grenzen, die in den Laboranalysen meist angegeben werden, sind nicht haltbar. Ich kenne Analyseblätter, die eine Magnesiumkonzentration im Blut von 1,6 und 2,6 mg pro 100 cm^3 als Sollwerte angeben. Ich dagegen bin sicher, dass die Breite geringer ist, dass nämlich nur ein Wert zwischen 2,2 und 2,6 gut und ein Wert von 2,4 mg/cm^3 ideal ist. Viele Personen, die sich testen lassen, kommen ohne Behandlung auf einen Wert von 1,8 oder 1,9 mg/cm^3 und hören dann vom Arzt, dass alles in Ordnung ist, doch das stimmt nicht.

Im Lauf der 1980er- und Anfang der 1990er-Jahre kamen zwei Zeitschriften heraus, die sich ausschließlich dem Thema Magnesium widmeten und es auch im Namen trugen: *Magnesium* (Karger Verlag) und *Magnesium Research* (Editions John Libbey), beides medizinische Journale. Ich habe beide bezogen und empfehle sie weiter, auch wenn ich nicht weiß, ob sie heute noch erhältlich sind.

IV. Schlussfolgerungen

Zusammenfassung

In der jüngeren Vergangenheit ist es zu einigen auffälligen Todesfällen gekommen – auffällig deshalb, weil sie junge oder sogar jugendliche Sportler betrafen.

Der Hintergrund: Zwischen dem elektrischen Potenzial im Muskel und dem des Blutserums herrscht eine Differenz von etwa 60–70 Millivolt (ebenso zwischen Neuronen und Rückenmarksflüssigkeit). Das liegt daran, dass die Konzentration von K^+- und Mg^{++}-Ionen im Zellinneren geringer ist als die Konzentration von Na^+ und Ca^{++} im Zellzwischenraum. Zieht sich der Muskel zusammen, gelangen Natrium und Kalzium ins Zellinnere, während Kalium abgegeben wird. Dadurch wird der elektrische Potenzialunterschied ausgeglichen. Um ihn wiederherzustellen, muss wieder Kalium in die Zelle aufgenommen werden und müssen Natrium und Kalzium austreten. Damit ist die geringere elektrische Ladung im Zellinneren gegenüber dem Zellzwischenraum wieder gegeben.

Dieser Austausch wird durch Ionenkanäle ermöglicht. Wir wissen, dass manche Menschen Schädigungen in den Natrium- und Kalziumkanälen aufweisen. Diese Schädigungen sind genetisch bedingt, weshalb es in ihren Familien gehäuft zu Fällen von plötzlichem Herztod bei jungen Menschen kommt.

Zu oft geschehen solche Todesfälle aber auch unter Sportlern, denen verpflichtende medizinische Tests (etwa für die Aufnahme in einen Sportklub) eigentlich Gesundheit attestieren.

Aus Untersuchungen der Muskelfunktion weiß man: Wenn sich der Muskel zusammenzieht, dringen Natrium und Kalzium ins Zellinnere und Kalium wird abgegeben. Damit sich der Muskel wieder entspannt, muss der umgekehrte Vorgang stattfinden. Das geschieht gegen einen Konzentrationsgradienten, das heißt, entgegen der üblichen Richtung in der Natur. Um diesen Austausch zu gewährleisten, ist Arbeit, also Energieaufwand nötig. Die Energie dafür liefert

ATP, und hier liegt das erste Problem: Niemand weist darauf hin, dass das ATP-Molekül magnesiumabhängig ist und bei zu niedriger Magnesiumkonzentration seine Funktion nicht ausüben kann.

Deshalb kann ich nicht oft genug betonen: Für den Austausch von Kaliumionen gegen Natrium- und Kalziumionen bei der Muskelanspannung und -entspannung braucht es Energie, geliefert von ATP, das wiederum magnesiumabhängig ist. Und nur wenn die sogenannte Ionenpumpe voll funktionsfähig ist, kann der notwendige Unterschied im elektrischen Potenzial wiederhergestellt werden.

Schon seit einigen Jahren wissen wir auch, welche Energiequellen unser Körper nutzt, um Verbrennungsenergie (Joule) zu erhalten und damit physische Arbeit zu verrichten: In erster Linie ist dies Glukose, die abgebaut wird, indem sie sich mit Coenzym A verbindet und dadurch das Molekül AcetylCoA bildet. Daraus wiederum erhalten wir im sogenannten Citratzyklus die Energie für Bewegung und körperliche Arbeit. Im Jahr 1972 kannte man bereits im Detail die nötigen Schritte zum Erhalt dieser Energie. In zwei dieser Schritte spielt Eisen eine Rolle. Seit den 1970er-Jahren ist in der Chemie auch die Analyse von Magnesium leichter geworden, und schon in Biochemie-Büchern der 1980er-Jahre wird beschrieben, dass Magnesium in fünf Schritten des Citratzyklus eine Rolle spielt.

Das bedeutet im Grunde, dass bei körperlicher Anstrengung nicht nur Eisen benötigt wird, wie man früher meinte, sondern auch große Mengen Magnesium.

Darüber hinaus wird in Stresssituationen vermehrt Adrenalin ausgeschüttet, ein Hormon, das das Herz schneller schlagen lässt und mehr Blut in Arme und Beine pumpt, wodurch die Blutversorgung von Gehirn und Organen reduziert wird.

Wenn die Arterien, die das Gehirn versorgen, weniger Blut transportieren, weil dieses verstärkt in den Bewegungsapparat fließt, und wenn diese Arterien schon vorher aufgrund von Magnesiummangel verengt waren, bleibt dies für das Gehirn nicht ohne Folgen. Es kommt zu Bewusstlosigkeit, Koma oder – je nach Situation –

sogar zum Tod. Und genau das erleben wir viel zu häufig. Dazu kommt eine Tatsache, die von Ernährungsexperten in den Medien hier nicht thematisiert wird: Seit mehr als fünfzig Jahren sinkt der Magnesiumgehalt in den Böden, weil Magnesium nicht mehr über Düngemittel rückgeführt wird. Das führt dazu, dass auch immer weniger Magnesium in unseren Nahrungsmitteln enthalten ist. Aber fast niemand außer mir macht die Allgemeinheit darauf aufmerksam. Und auch mich hat man attackiert und mir vorgeworfen, meine Informationen seien haltlos. Man hat mich aus öffentlichen Diskussionen und Arbeiten zum Thema Ernährung, die vor zwanzig Jahren aktuell waren, ausgeschlossen.

Doch Tatsachen sind Tatsachen, und mittlerweile gibt man mir recht. Und immerhin weist auch Dr. Carmen Sandi, Direktorin des Labors für Verhaltensgenetik am Brain Mind Institute in Lausanne, auf einen Magnesiummangel hin, in ihrem Fall im Zusammenhang mit Intelligenzproblemen.

Und es geht weiter …
Auf zu neuen Marathonläufen

Während dieses Buch entstand, fanden verschiedene Sportveranstaltungen ersten Ranges statt: Olympische Spiele, Weltmeisterschaften, Marathonläufe. Dabei fiel mir eine Veranstaltung besonders auf, weil sie bestätigte, was ich gerade an einigen Fällen beschrieb: Beim Berlin-Marathon 2012 belegten in der Männerwertung Kenianer die ersten neun (!) Plätze, gefolgt von einem Japaner, die Europäer weit abgeschlagen.

Sieht man sich die Gewinner solcher Sportereignisse näher an, wird erkennbar: Es handelt sich bei ihren Herkunftsländern sehr oft um Länder mit vulkanischen Böden (also jenen, die besonders magnesiumreich sind), wie Kenia, Äthiopien und Eritrea oder Japan. Bringt diese Tatsache niemanden auf die Idee, dass etwas in der Ernährung dieser Menschen ihnen Leistungen ermöglicht, die anderen mit Training, speziellen Diäten und gestähltem Körper nicht gelingt?

Man denke an Dokumentationen über den Nil: Der Lehm, den der sogenannte Blaue Nil (der in Wirklichkeit eher braun oder schwärzlich ist) mit sich führt, macht den Boden in Ägypten so außerordentlich fruchtbar. Seine Heilkraft wurde schon vor langer Zeit für medizinische Zwecke genutzt. Man trug den Schlamm auf die Haut auf oder trank das Wasser, um Krankheiten zu heilen. Wie aber unterscheidet sich dieser Schlamm von jenem aus anderen Regionen? Es ist sein hoher Magnesiumgehalt, den er der mitgeführten Vulkanasche aus seinem Ursprungsgebiet verdankt. Über ihre chemische Zusammensetzung spreche ich weiter unten.

Ein anderes Mal sah ich eine Reportage über die Kaukasusvölker, in der eine 120 Jahre alte Frau Mais für ihre Hühner aushülste. Es hieß, in dieser Gegend würden viele Menschen über hundert

Jahre alt und es gebe verschiedene Badeorte mit »Wunderwasser«, dessen chemische Zusammensetzung nicht verraten würde. Ich nahm an, dass das Wasser magnesiumhaltig wäre, und tatsächlich kam es von einem Vulkansee, war kohlensäurehaltig und dennoch kalziumarm.

Dabei ist zu bedenken, dass vulkanische Böden reich an Olivin, Augit und Hornblende sind. Das Wasser kommt mit ihnen und anderen Mineralien in Berührung und ist deshalb reich an Magnesium und Eisen, zwei Nährstoffen, die bei Mangel rasch zu Beschwerden und gelegentlich zu schweren Problemen führen.

Die Minerale in der Erdkruste, die reich an Magnesium und Eisen sind, heißen mafisches Gestein oder Mafite. Betrachten wir hingegen die chemische Zusammensetzung von nicht sedimentiertem Gestein in der Erdkruste, nämlich plutonischem oder Tiefengestein, so sehen wir, dass hier Magnesium keinen Hauptbestandteil ausmacht. Plutonisches Gestein ist neben Quarz, Orthoklas und Plagioklas eines der Hauptminerale in Granit, Syenit und Diorit, also jenen Gesteinsarten, die in den Kontinentalplatten am häufigsten vorkommen. Chemisch gesehen sind sie Kalium-, Natrium- und Kalzium-Alumosilikate, während Magnesium nur bis zu einem gewissen Grad vorkommt, wenn auch Dunkelglimmer (Magnesiumeisenglimmer) im Gestein enthalten ist.

Aber auch Böden aus Ablagerungsgestein sind nur magnesiumreich, wenn sie aus dolomitischem Kalkstein bestehen oder solches Gestein aus anderen Gebieten mitgeführt wurde, in dem sich Dolomit mit Sand oder Tonerde mischt.

Hinzu kommt, dass wir unsere Böden seit über fünfzig Jahren hauptsächlich mit Stickstoff, Phosphor und Kalium düngen – einer der Hauptgründe dafür, dass die Magnesiumzufuhr über die Nahrung so stark zurückgegangen ist.

Und welche Frau, die vom Arzt gesagt bekommt, sie solle nicht zunehmen, gibt schon ihrem Appetit auf Schokolade nach, so wie wir es früher gemacht haben, wenn wir uns »belohnen« wollten?

Immerhin ist Kakao eines der magnesiumreichsten Nahrungsmittel überhaupt.

Noch bevor ich diesen Artikel abschloss, fand auch ein Marathon bei den Olympischen Sommerspielen 2012 in London statt. Und wer gewann ihn? Erneut gingen die Medaillen an Läufer aus der Gegend des Ostafrikanischen Grabens, des Rift, wo die Böden aus sehr magnesiumreicher Vulkanasche bestehen: Erster wurde ein Ugander, gefolgt von zwei Kenianern. Bedenken wir, dass die ugandischen Gebirge Vulkane sind und das Land zwischen dem östlichen und westlichen Ast des Rift liegt. Ist es nicht auffällig, dass allein im Jahr 2012 Kenianer, Äthiopier und Ugander 29 Bestzeiten bei Langstreckenläufen eingeheimst haben?

Es sei wiederholt: Magnesium spielt eine Rolle bei der Muskelanspannung und -entspannung. Das betrifft nicht nur die Muskeln des Bewegungsapparats, sondern auch den Herzmuskel. Darüber hinaus ist Magnesium wichtig für den Citratzyklus, einen Stoffwechselvorgang, der die nötige Energie für die Bewegung bereitstellt.

Aber auch Bänder, Sehnen und Gelenke, die bei Sportlern besonders beansprucht werden, brauchen für die Gewebebildung große Mengen Magnesium.

All dies zeigt, wie bedeutsam die richtige Magnesiumkonzentration im Blut ist (auch wenn oft ungenaue Referenzwerte angegeben werden). Dafür sind Magnesiumreserven nötig, die in der Knochenhaut eingelagert sind. Um diese Reserven wiederum anzuhäufen, muss täglich Magnesium über die Nahrung (oder Nahrungsergänzungsmittel) zugeführt werden.

All diese Fakten finden Sie ausführlicher in den vorangehenden Kapiteln.

Da sich im Lang- und Mittelstreckensport die aufsehenerregenden Todesfälle gehäuft haben, möchte ich im nächsten Kapitel näher auf den Zusammenhang zwischen Magnesium und Sport eingehen.

Worauf Sportler achten sollten

Weiter oben habe ich beschrieben, warum bei Sportlern Fälle von plötzlichem Herztod auftreten und wie es zu einer Verringerung des Magnesiumgehalts in unseren Lebensmitteln kommen konnte. Im Folgenden will ich genauer darauf eingehen, wie die Ernährung eines Sportlers aussehen soll.

Im Alltag ist ein eiweißreiches Frühstück bedeutsam. Dieses Eiweiß liefern etwa Eier, Schinken, Speck und Käse. Das heißt, die erste Mahlzeit des Tages sollte jene Nahrungsmittel mit dem höchsten Cholesterinanteil enthalten. Denn um diese Zeit beginnen wir mit geistiger und körperlicher Aktivität. Darüber hinaus sollte das Frühstück Kohlenhydrate wie Brot und Getreideprodukte, aber auch Vitamin-C-reiche Nahrungsmittel wie Zitrusfrüchte, Tomaten oder auch Ananas enthalten.

Zum Mittagessen sollte Fleisch auf den Tisch kommen, abends Fisch. Auch bei diesen beiden Mahlzeiten dürfen Vitamin-C-haltige Produkte nicht fehlen (natürlich roh, da Vitamin C sonst seine antioxidativen Eigenschaften verliert); die erneute Gabe deshalb, weil Vitamin C nur etwa sechs Stunden im Blut verbleibt.

Milch, Joghurt und Käse mit vollem Fettgehalt versorgen uns mit Vitamin A und D. Schinken, rotes Fleisch, Speck und ganz besonders Leber liefern die B-Vitamine. Wer diese Nahrungsmittel reduziert oder gänzlich aus seinem Speiseplan streicht, reduziert auch die Zufuhr all dieser Vitamine.

Ich empfehle fünf Mahlzeiten über den Tag verteilt. Schließlich frühstücken viele von uns zwischen sieben und acht Uhr morgens und essen mittags erst zwischen zwei und drei Uhr, manche nehmen sogar erst gegen vier Uhr ihre Hauptmahlzeit ein. Ich brauche Ihnen nicht zu sagen, dass das eigentlich Unsinn ist. Diese Menschen sollten, wie ich es nenne, ein zweites und ein drittes Frühstück einnehmen, von denen eines auch nur eine Tasse Kakao sein kann.

Bei diesen Mahlzeiten ist es besonders wichtig, dass sie Magnesium und auch Kollagen enthalten. Warum? Magnesium, weil es daran immer stärker mangelt; Kollagen, weil es als Protein mit besonders repetitivem Aminosäurenmuster im Körper eine besondere Rolle spielt: Praktisch an jeder dritten Stelle in der Aminosäurenkette findet sich Glycin und an jeder fünften Prolin. Diese Proteinstruktur ist einzigartig. Da liegt es nahe, dass zur Bildung von Kollagen im Körper idealerweise Kollagen aufgenommen werden sollte – wie es früher noch viel häufiger vorkam, wenn Suppen und Eintöpfe mit Schweine- oder Rinderknochen oder auch Hühnerfüßen stundenlang kochen konnten.

Heute wird Kollagen meist als Nahrungsergänzung eingenommen. Im Alltag sollte die Einnahme in Pulver- oder Tablettenform und am besten mit dem (ersten) Frühstück erfolgen, das meist zu Hause stattfindet. Ich nehme fünf bis sechs Tabletten zusammen mit Orangensaft und Tee oder Milch. Andere nehmen lieber einen Esslöffel voll in Joghurt gerührt. Wer außer Haus isst, kann auch die inzwischen erhältlichen praktischen Sticks verwenden.

Als Vormittagssnack eignet sich ein Sandwich mit Tortilla aus Kartoffeln und Ei, mit Schinken oder Aufschnitt, das am Abend vorher vorbereitet wird und eingewickelt im Kühlschrank bereitliegt, sodass Sie es am Morgen ohne Aufwand mitnehmen können. Dazu als Vitamin-C-Lieferant entweder Obst oder, wenn Sie kein Obst transportieren möchten, ein Fruchtsaftpäckchen. Wer dann sehr spät zu Mittag isst, kann als weitere Zwischenmahlzeit ein Fläschchen Kakao einplanen. Zu dieser Zwischenmahlzeit sollte auch die zweite Tranche Kollagen mit Magnesium eingenommen werden; im Fall von Pulver eignet sich wieder Joghurt am besten.

Die andere Möglichkeit ist, die zweite Hälfte der Tabletten zwischen dem Abendessen und einem späten Snack aufzuteilen, in meinem Fall einem halben Glas Milch, das ich vor dem Schlafengehen trinke. In meinem Alter kann es auch Halbfett- oder Sojamilch sein.

Das heißt, der Kollagen-Magnesium-Komplex sollte das Frühstück einerseits und die Abendmahlzeit(en) andererseits ergänzen, je nach Tagesablauf, individueller Gewohnheit und mit dem Ziel, Knochen, Knorpel, Sehnen und Bänder gesund zu erhalten.

Und nicht zu vergessen: Zwar ist hier vor allem von Sportlerernährung die Rede. Doch eine gute Kollagenversorgung betrifft nicht nur den Bewegungsapparat, sondern auch das Gewebe in Haut, Zahnfleisch, Darmwand, Gefäßwänden, Hornhaut usw.

Wir alle sollten also darauf achten, unser Gewebe gesund zu erhalten. Menschen, die Sport treiben, aber umso mehr, weil sie ihre Gelenke, Bänder und Sehnen verstärkt beanspruchen oder sogar überbeanspruchen.

An Wettkampftagen sollte daher auch ein besonderer Ernährungsplan gelten: Einige Stunden vor dem Wettkampf sollte Stärke, d. h. Kohlenhydrate in Form von Pasta, Reis oder Getreide gegessen werden – wenn es kalt ist, ergänzt durch Fette wie Öl oder Butter, je nach Gegend, Alter und allfälligen Stoffwechselproblemen. In der Regel geben hier auch Trainer, Ärzte und Betreuer ein Programm vor. Viele Sportler führen Kollagen-Magnesium-Sticks von selbst oder auf Empfehlung hin mit.

Ähnliches gilt für den Alltag, wenn Krämpfe, Verspannungen, zuckende Lider oder andere Symptome auftreten, die ich weiter oben bereits beschrieben habe. Dann ist zusätzlich Magnesiumchlorid oder -carbonat zuzuführen, um den bei manchen von uns erhöhten Bedarf zu decken. Dieser kann durch begrenzte Aufnahmefähigkeit des Körpers ebenso bedingt sein wie durch mangelnde Speicherfähigkeit in der Knochenhaut, oder der Körper kann eingelagerte Vorräte schlecht verwerten oder scheidet zu viel Magnesium aus. All diese Fälle führen dazu, dass der individuelle Magnesiumbedarf erhöht ist und durch entsprechend höhere Zufuhr gedeckt werden muss.

Auch Stress und Anspannung erhöhen den Magnesiumbedarf. Deshalb empfehlen aufmerksame Ärzte in solchen Situationen die Einnahme größerer Mengen.

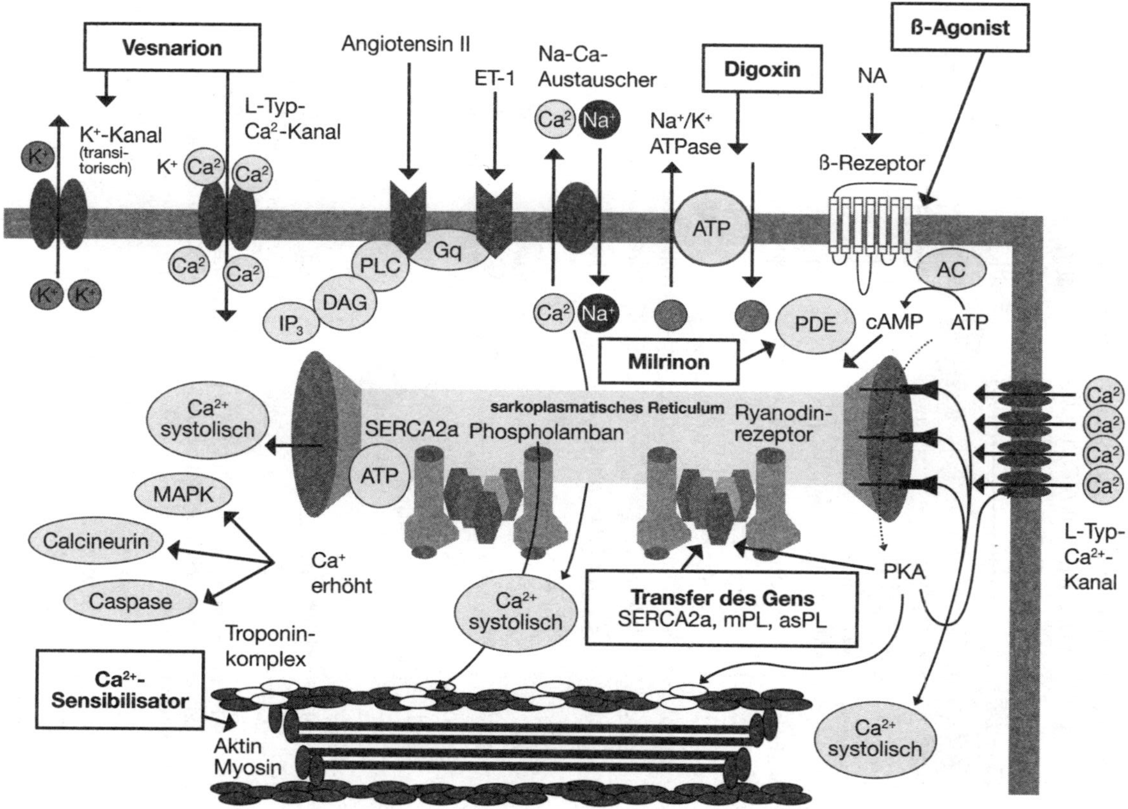

Herztherapie mit positiv inotropen Substanzen (Ionenkanal-Aktivierung) nach Stevenson (Abbildung erstellt in Zusammenarbeit mit Roger Hajjar, MD; Cardiovascular Division, Massachusetts General Hospital, Boston, Mass.).

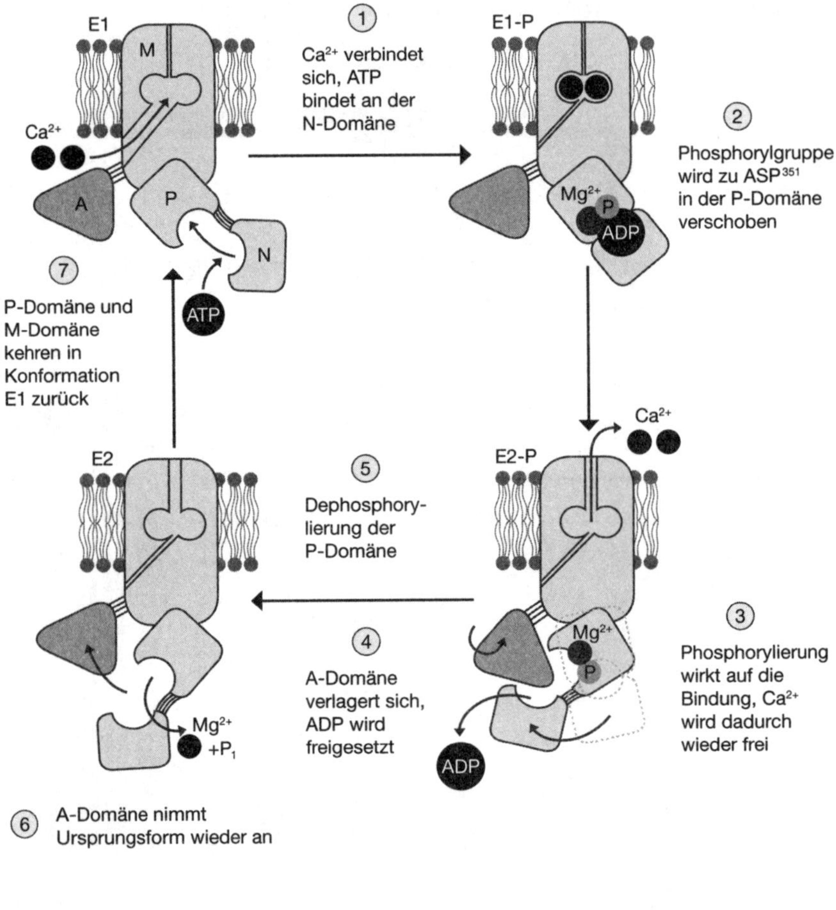

SERCA-Pumpen-Mechanismus (SERCA = Kalziumpumpe des sarkoplasmatischen und endoplasmatischen Reticulums). Beachte: In Schritt 2, 3 und 4 sind Mg^{++}-Ionen beteiligt.

Viele werden sich wundern und einige werden sich ärgern

Warum dieser seltsame Titel? Weil anzunehmen ist, dass einige Pharmalabors gar nicht wollen, dass die große Bedeutung von Magnesium für die Herztätigkeit, die Muskelentspannung, gesunde Blutgefäße und alle anderen Körpergewebe, aber auch Angstzustände und vieles mehr allgemein bekannt wird.

Vergleicht man die Abbildung über die Therapie der Herzfunktion nach Stevenson (erschienen in einer amerikanischen Zeitschrift für Kardiologie) mit der Abbildung zum SERCA-Pumpen-Mechanismus (nach Lehningers *Biochemie* von 2009), erkennt man: An keiner Stelle wird Mg^{++} erwähnt, obwohl in drei Schritten des SERCA-Mechanismus Magnesium eine Rolle spielt. Die Ca^{++}-Ionen gelangen durch die Kalziumpumpe (auch SERCA genannt, aus dem Englischen: »Sarcoplasmic/endoplasmic reticulum calcium ATPase«) in das sarkoplasmatische Reticulum. Diese Pumpe ist ein Membranprotein, d. h. ein Eiweiß, das mit der Zellmembran assoziiert ist.

Das Folgende ist einem Interview zu entnehmen, das Gerald Deas mit Dr. Burton Altura geführt hat. Darin sagt Altura, dass Marathonläufer über den Urin Magnesium ausscheiden (meiner Meinung nach aber auch über den Schweiß). Deas antwortet, dass dies zum Verlust der Regulation der Herztätigkeit führt und es deshalb während des Wettkampfs oder während sportlicher Betätigung zu plötzlichen Todesfällen kommen kann, auch wenn die Autopsie dann zeigt, dass die Blutbahnen in Ordnung und nicht mit Fetten oder Cholesterin verlegt waren.

Nach Burton Altura litten vierzig bis sechzig Prozent dieser an plötzlichem Herztod Verstorbenen an Magnesiummangel. Dennoch ließen sich ihm zufolge viele Kardiologen und Schulmediziner nur schwer davon überzeugen.

An anderer Stelle im selben Interview heißt es, dass sich mit Magnesium kein Geld machen ließe, weil es sich um ein günstiges Produkt handelt. Ziehen Sie selbst Ihre Schlüsse – ich gebe hier nur Tatsachen wieder.

Eine Schwierigkeit allerdings bestand darin, dass bis 1988 keine verlässliche Methode zur chemischen Bestimmung von freiem Magnesium bestand. Erst Burton Altura und seiner Frau Bella Altura gelang der Durchbruch. Nun ist die Analyse möglich, und Altura ist sich sicher, dass zahlreiche Herz-Kreislauf-Erkrankungen in Zusammenhang mit niedrigen Spiegeln an ionischem Magnesium stehen.

Tatsächlich kommt man zum gleichen Schluss, wenn man sich die chemischen Prozesse im Körper näher ansieht. Ebenso bestätigt sich, dass die Einnahme von Magnesium ein unkomplizierter und kostengünstiger Weg ist, um all die genannten, manchmal schweren oder sogar – wenn es um Todesfälle geht – ausweglosen Probleme zu lösen.

Vorläufiger Schlusspunkt

Leider kommt es weiterhin zu Zusammenbrüchen und Herzinfarkten bei Sportlern und auch bei Jugendlichen, die etwa im Schulhof spielen. In der gleichen Woche, in der der Fall eines Spielers des Fußballklubs Salamanca bekannt wurde, starb ein anderer Fußballer aus der Regionalliga; es heißt, es sei kein Defibrillator vorhanden gewesen. Zwar wurde der Name dieses Regionalspielers kaum genannt, aber in den Medien war das Thema ziemlich stark präsent; am 6. November 2010 sendete das zweite spanische Fernsehen sogar eine interessante Reportage über das sogenannte »Brugada-Syndrom«, eine seltene, vererbte Herzkrankheit.

Die Erstbeschreiber, die spanischen Kardiologen Pedro und Josep Brugada, entdeckten 1992, dass in bestimmten Familien eine Genmutation weitergegeben wird, die für eine schlecht funktionierende Repolarisation (Wiederherstellung der Ausgangslage in der Ionenladung der Zellen) des Herzmuskels verantwortlich ist. Dadurch entsteht Kammerflimmern, das, wenn es längere Zeit anhält, zum Tod führen kann (so habe ich es jedenfalls verstanden).

Diese Erkenntnis ist kein Widerspruch zu den Erklärungen in diesem Buch: Denn unter den in der Reportage beschriebenen Fällen waren auch ein zehnjähriges Mädchen, ein dreißigjähriger Erwachsener und ein älterer asiatischer Herr um die siebzig Jahre. Sie alle lebten mit ihrer Erkrankung, bis ein Ereignis eintrat, das die mangelnde Fähigkeit ihres Körpers zur Repolarisation des Herzmuskels und Wiederherstellung des extrazellulären Potenzials zutage brachte.

Das bestätigt meine Aussage, dass wir wissen, dass manche Menschen einen erhöhten Magnesiumbedarf haben. Es sind jene, die das Antigen HLA Bw35 aufweisen. Betroffen sind bestimmte Familien bzw. einzelne Angehörige dieser Familien.

Wahrscheinlich könnten wir das Risiko abschätzen, wenn wir Sportler befragten, ob sie unter Muskelkrämpfen, Muskelverhärtungen, dem Gefühl eines »Knödels im Hals« oder Herzrhythmusstörungen leiden, ob sie sich beim Aufstehen trotz ausreichend Schlaf zerschlagen fühlen, ob sie ein Pulsieren in den Lidern oder »Ameisenlaufen« um den Mund spüren, ob sie bei geschlossenen Augen helle Punkte sehen oder gelegentlich Muskeltics haben. In wieder anderen Fällen kommt es beim Einschlafen oder im Schlaf zum Gefühl, zu fallen oder zu fliegen.

Beantworten die Sportler mehrere dieser Fragen mit Ja, lohnt sich ein Blick auf ihre Mg^{++}-Werte im Blut. Dabei ist mir wichtig, dass nur Werte zwischen 2,2 und 2,6 gesund sind und nicht Werte zwischen 1,6 und 2,6 mg pro 100 cm^3, wie es häufig bei Blutanalysen heißt. Denn schon bei 1,4 mg pro 100 cm^3 kann es Experten zufolge zu Fällen von plötzlichem Herztod kommen.

Zudem sagen Spezialisten, dass heutzutage mehr Herzattacken und Schlaganfälle auf verengte Gefäße als auf verstopfte Gefäße zurückzuführen sind. Eine Beobachtung, die sich ebenfalls mit dem deckt, was ich hier beschreibe.

Fakten, die ins Auge stechen

Die folgenden Fälle betreffen Fußballer aus Klubs der Ersten Liga, also Menschen, die erwiesenermaßen regelmäßig und umfassend medizinisch untersucht werden:

- 28. August 2007: Antonio Puerta, 22 Jahre, Teamspieler bei Sevilla, stirbt nach einem Ligaspiel gegen den FC Getafe (Madrid).
- 29. Dezember 2007: Phil O'Donnell, 34 Jahre, stirbt, nachdem er bei einem Spiel gegen Dundee United auf dem Rasen zusammenbrach.
- 8. August 2009: Daniel Jarque, 25 Jahre, Kapitän bei Espanyol Barcelona, stirbt während eines Aufenthalts seines Teams in Italien an Herzversagen.
- 15. November 2009: Antonio de Nigris, 30 Jahre, mexikanischer Stürmer beim griechischen Erstligisten Larisa, stirbt an einem Herzinfarkt.
- 14. April 2012: Piermario Morosini, 25 Jahre, spielt für den AS Livorno im Stadion von Pescara, als er nach einem Kreislaufstillstand stirbt. Einen Monat zuvor überlebt Kollege Fabrice Muamba wie durch ein Wunder einen Herzstillstand mitten in einer Partie gegen die Bolton Wanderers.

Vom Fußball zum Langstreckenlauf: Auch im Marathon gibt es einige aufsehenerregende (und meines Erachtens augenfällige) Fakten. Zum einen die positive Tatsache, dass in den Marathonläufen zwischen Januar und September 2012 die 29 besten Ergebnisse von jenen Sportlern gelaufen wurden, die aus den Gegenden mit magnesiumreichen Vulkanböden rund um den Ostafrikanischen Graben stammten, also Äthiopien, Kenia sowie Uganda.

In einer amerikanischen Studie aus dem Jahr 2012, die Daten von 2000 bis 2009 berücksichtigt und die Todesfälle bei Marathonläufen analysiert, zeigte sich, dass von den 28 Betroffenen (sechs Frauen und 22 Männer) fünfzig Prozent über 45 Jahre alt waren. In 93 Prozent der Fälle waren ein Myokardinfarkt (Herzinfarkt) oder eine Koronare Herzkrankheit die Ursache.

Bei den unter 45-Jährigen war die häufigste Todesursache ein Herzstillstand unbekannter Ursache.

Das zeigt: Niemals wird berücksichtigt, was Burton Altura, José Luis Pérez-Albela und ich seit Jahren betonen: Alle, die beim Sport zusammenbrechen oder sterben, müssten auf ihre Mg^{++}-Konzentration im Blut untersucht werden.

Sie werden mir recht geben, dass sich schlimme Todesfälle sehr einfach vermeiden ließen, wenn nur rechtzeitig Magnesium als Nahrungsergänzung zugeführt wird – Todesfälle, wie sie bei diesen gesunden und engagierten jungen Menschen geschehen, die im Glauben, etwas Gesundes zu tun, sterben oder ihre Gesundheit dauerhaft beeinträchtigen.

Minerale, die im Erdmantel (Magma) am häufigsten vorkommen

Olivin	SiO_4MgFe
Augit	$(SiO_3)_2MgFe$
Hornblende	$Si_8O_{22}(OH)_2CaFeMg$

Minerale, die in der Erdkruste am häufigsten vorkommen

Feldspat:

Orthoklas	Si_3O_8AlK
Albit	Si_3O_8AlNa
Anorthit	$Si_2O_8Al_2Ca$

Feldspatoide, Feldspatvertreter:

Nephelin	SiO_4AlNa
Leucit	Si_2O_6AlK

Fragen und Antworten

Welche Menge Magnesium sollte ein Sportler einnehmen?
Es kommt darauf an: Wenn er Beschwerden wie Krämpfe, Muskelverspannungen, Beklemmungen oder Ähnliches hat, sind ca. 400–500 mg Mg^{++}-Ionen pro Tag sinnvoll.

Wenn er darüber hinaus unter Herzrhythmusstörungen oder Herzrasen leidet, halte ich 400–800 mg täglich für angebracht, auf drei oder vier Gaben verteilt, das heißt, mit dem Frühstück, dem Mittagessen, einem Nachmittagsimbiss und dem Abendessen.

Stimmt es, dass wir 300 mg Magnesium täglich brauchen?
Wer das behauptet, hat sich zu wenig mit dem Thema beschäftigt. Man muss wissen, dass manche Menschen Magnesium nur schwer aus der Nahrung aufnehmen können. Ihr Magnesiumbedarf ist daher erhöht. Und die Japaner, das Volk mit der weltweit höchsten Lebenserwartung, nehmen etwa 650 mg/Tag Magnesium über die Ernährung auf.

Warum heißt es dann, dass der Bedarf etwa 300 mg täglich beträgt?
Das kann ich nicht nachvollziehen. Man bedenke, dass die Völker mit der höchsten Lebenserwartung und der geringsten Rate an Herz-Kreislauf-Erkrankungen die Japaner, Armenier und einige Ethnien aus dem Kaukasusgebiet oder anderen Gegenden mit magnesiumreichen Böden sind. Dort hat man auch bereits Untersuchungen durchgeführt. Ich empfehle, den Magnesiumbedarf anhand dessen zu berechnen, was Äthiopier, Kenianer und andere Völker aus den vulkanischen Gegenden des Ostafrikanischen Grabens aufnehmen. Mir sind noch keine Daten dazu untergekommen,

aber ich bin sicher, dass sie mindestens dem entsprechen, was die Japaner an Magnesium aufnehmen, und dass deshalb auch Kenianer und Äthiopier kaum Herz-Kreislauf-Probleme haben.

Wie kann man Magnesium einnehmen?
Die einfachste und kostengünstigste Form ist Magnesiumchlorid oder Magnesiumcarbonat.

Wie nimmt man Magnesiumchlorid ein?
Man kann einen halben kleinen Löffel in einem halben Glas Wasser auflösen und zu jeder Mahlzeit trinken. Magnesiumchlorid schmeckt bitter, aber es genügt, einen Schluck reines Wasser nachzutrinken, damit der Geschmack verschwindet. Wer unter zwei oder mehr Mangelsymptomen leidet, nimmt diese Menge zu drei Mahlzeiten. Soll es der Vorbeugung dienen, zweimal täglich, und wenn mehrere Symptome auftreten, nimmt man viermal einen halben Löffel mit einer Mahlzeit oder einem Imbiss zu sich.

Praktisch ist es, einfach einen Esslöffel Magnesiumpräparat in einem Liter Wasser aufzulösen und in einer Glasflasche aufzubewahren. Je nach Bedarf können dann zwei-, drei- oder viermal täglich 30–40 ml von dieser Lösung getrunken werden. Wer das nicht mag, kann zu Tabletten greifen. Die Menge des enthaltenen Mg^{++} pro Tablette steht auf der Packung. Abhängig davon können drei, vier, fünf oder sechs Tabletten täglich eingenommen werden. Wer bereits unter Herzrhythmusstörungen, Herzrasen oder kurzfristigem Sehverlust leidet, sollte sogar vier mal zwei, also acht Tabletten täglich einnehmen.

Und wie verhält es sich mit Magnesiumcarbonat?
Magnesium kann auch in Form von Magnesiumcarbonat eingenommen werden. Die Formel dazu ist $MgCO_3$. Gelangt es in den Magen und trifft es dort auf die Salzsäure (HCl), die der Magen produziert, zerfällt es zu Magnesiumchlorid, CO_2 und Wasser.

Durch diese Neutralisation der Magensäure ist Magnesiumcarbonat gut geeignet für Menschen, die unter Sodbrennen oder übersäuertem Magen leiden. Wenn sie es bei akuten Beschwerden – meist etwa eine Stunde nach dem Essen – mit Wasser einnehmen, wirkt es ähnlich wie Natron.

Etwa ein leicht gehäufter Teelöffel Magnesiumcarbonat entspricht der oben genannten Menge von einem halben Kaffeelöffel Magnesiumchlorid. Daher sollte man je nach Mangelerscheinungen zwei bis vier Teelöffel einnehmen.

Auch Magnesiumcarbonat ist in Tablettenform erhältlich. Zwei Tabletten entsprechen in der Regel etwa einem Teelöffel, aber beachten Sie zur Sicherheit die Mengenangabe auf der Packung. Die Tabletten sind praktisch geschmacksneutral und wirken nicht wie ein »Salz« (d. h. wie Kochsalz, das blutdruckerhöhend wirken kann). Daher ist Magnesiumcarbonat für jene Menschen geeignet, die Salz vermeiden sollen, aber auch für alle, die den Chloridgeschmack nicht mögen (zum Beispiel Kinder und einige ältere Menschen). Wer keinen übersäuerten Magen hat, kann davon allerdings eine träge Verdauung bekommen. Das löst man am besten, indem man Magnesiumcarbonat zusammen mit etwas Saurem einnimmt: mit Zitronenwasser, Fruchtsaft, im Salat oder im Joghurt. Man könnte es etwa am Morgen in einem Glas Orangensaft auflösen, am Nachmittag in einem Becher Joghurt und zu den Hauptmahlzeiten unter den Salat mischen.

Wer dagegen tagsüber, etwa im Büro, unter Sodbrennen leidet, führt die Tabletten mit und nimmt sie mit Wasser oder Milch ein.

Warum heißt es manchmal, der Körper könne Magnesium als Nahrungsergänzungsmittel nicht aufnehmen?

Das ist eine völlig falsche Information, die von großem Unwissen und mangelndem Vertrauen zeugt. Denn wie nehmen wir denn Natrium, Kalium, Kalzium oder Eisen ein, wenn wir mehr davon brauchen?

Als Nahrungsergänzungsmittel und immer oral – außer, die betreffende Person ist nicht bei Bewusstsein, aber wir sprechen hier ja von gesunden Menschen, die sich ausgewogen ernähren und einen Mineralstoff zuführen wollen, an dem es in der westlichen Welt oft mangelt – teils aufgrund der Düngemethoden, aber auch, weil wir weniger (magnesiumreiche) Kerne und Samen essen als die schon genannten Völker, für die Soja, Getreide und bei uns nicht erhältliche Hülsenfrüchte Hauptnahrungsmittel sind.

Man denke deshalb an die afrikanischen Spitzensportler, die auf der Höhe ihrer Karriere ihre ursprüngliche, kern- und samenreiche Ernährungsweise beibehalten – auch wenn viele von ihnen zu Hühnchen und Milch greifen.

Können große Mengen Magnesium gefährlich sein?

Nicht, wenn man es oral einnimmt. Denn damit die Magnesiumionen ins Blut absorbiert werden können, braucht es die Transportproteine in der Darmwand, die nur begrenzt zur Verfügung stehen. Ionen, die sich nicht an einen solchen »Carrier« anlagern und so ins Blut gelangen, verbleiben im Darm.

Weil sie zweifach positiv geladen sind und die polaren Wassermoleküle (siehe dort) anziehen, gelangen sie, umgeben von einer Wasserwolke, in den Stuhl und machen diesen weicher und leichter absetzbar. Das heißt, der Großteil (man nimmt an, zwei Drittel) von dem Magnesium, das eingenommen wird, wird über den Stuhl wieder ausgeschieden.

Wird Magnesium auch über den Urin ausgeschieden?

Ja, ein kleiner Teil der Magnesiummenge aus dem Blut wird über den Urin ausgeschieden. Wenn ein schwerer Magnesiummangel vorliegt, gelangt sehr wenig Magnesium in den Urin. Dadurch können Kalziumoxalat-Steine entstehen. Denn wenig Magnesium im Blut bedeutet wenig Magnesium im Urin und gesteigerte Ablagerung von Kalziumoxalat-Kristallen in den Nieren. Sie können über den

Urin abgehen oder aber Nierensteine bilden. Mehr dazu in meinem Buch *Die erstaunliche Wirkung von Magnesium* (Ennsthaler Verlag).

Wie gut sind Magnesiumlaktat und andere Zusammensetzungen?
Laktat wird empfohlen, weil es nicht so stark abführend wirkt, es hat einen geringeren Magnesiumanteil. Seine Formel lautet $(CH_3$-$CHOH$-$COO)_2Mg$. Das heißt, der Klammerausdruck ist doppelt im Molekül enthalten, das Magnesiumatom aber nur einmal. Magnesiumlaktat erhalten meist Menschen mit empfindlicher Verdauung, die Chlorid und Carbonat vermeiden wollen. Damit nehmen sie natürlich auch viel geringere Mengen Magnesium auf. In solchen Fällen empfehle ich, mit einer geringen Dosis zu beginnen und sie nach und nach zu steigern, bis die notwendige Menge in der jeweils günstigsten und am besten verfügbaren Form genommen werden kann.

Sind andere Zusammensetzungen besser?
Nein, sie sind meist teurer. Deshalb suchen manche Menschen weniger übliche Zusammensetzungen oder man fügt ein Vitamin hinzu.

Muss man Magnesium das ganze Leben lang einnehmen?
Ja, solange nur mit Stickstoff, Phosphor und Kalium gedüngt wird. Auch danach wird es noch Jahre dauern, bis sich die Böden von dem Magnesiumentzug erholt haben, der durch mangelnde Rückführung entstanden ist.

Kann man Magnesium über die Nahrung zuführen?
Ja, sofern wir große Mengen Schokolade, Mandeln und Soja essen, denn diese Nahrungsmittel enthalten am meisten Magnesium. Bei Menschen mit dem Antigen HLA Bw35 reicht das aber möglicherweise nicht aus, sodass sie ständig Magnesium über Nahrungsergänzungsmittel einnehmen müssen.

Warum müssen Menschen mit dem Antigen HLB Bw35 Magnesium zusätzlich zuführen?
Wir wissen, dass diese Menschen genetisch bedingt einen erhöhten Magnesiumbedarf haben, sei es, weil sie Magnesium schlecht aufnehmen, nicht ausreichend einlagern oder bei Bedarf aus den körperlichen Reserven schlecht mobilisieren können, oder weil sie es vermehrt über den Urin ausscheiden. Ihnen werden 700 mg Magnesium oder mehr in Form von Nahrungsergänzungsmitteln täglich empfohlen.

Warum wird bei manchen Magnesiumkomplexen empfohlen, zwischendurch zu pausieren und erst dann wieder mit der Einnahme zu beginnen?
Die Magnesiumergänzungsmittel, die früher erhältlich waren, waren die vier sogenannten »Magnesiumhalogene«, nämlich Magnesiumchlorid, -bromid, -iodid oder -fluorid in Tablettenform. Heute wissen wir aber um die Nebenwirkungen dieser Zusammensetzungen: Bromid wirkt sedierend und Iodid kann in großen Mengen die Schilddrüse schädigen. Fluoride können zu Fluorose in Knochen und Zähnen führen, einer Vergiftungserkrankung, die in mancher Hinsicht der Osteoporose ähnelt. Daher versucht man Bromid-, Iodid- und Fluoridzubereitungen heute zu vermeiden. Sie waren aber als Medikamente zugelassen, und daher war die Bewilligung neuer Zusammensetzungen schwierig. Deshalb wurden die alten Formeln (zumindest teilweise) beibehalten, und wenn sie eingenommen werden, dann möglichst nicht durchgängig.

Chlorid hingegen hat diese schädlichen Nebenwirkungen nicht, weil Salzsäure (HCl) natürlicher Bestandteil der Proteinverdauung ist. Wie wir wissen, produziert sie sogar unser Magen selbst. Chloride und Carbonate können ein Leben lang auch ohne Pause eingenommen werden. Gerade heute, wo Nahrungsmittel immer ärmer an natürlichem Magnesium sind und über den Dünger nur Stickstoff, Phosphor und Kalium eingebracht werden.

Sind Magnesiumoxid und Magnesiumhydroxid gut geeignet?
Beide sind sehr »stark«, das heißt, das Magnesium ist hoch konzentriert. Da sie aber stark alkalisch sind, müssen sie immer zusammen mit der Nahrung eingenommen werden oder mit etwas Saurem, also Zitronenwasser oder Fruchtsäften.

Warum Magnesium mit Kollagen?
Eigentlich ist es Kollagen mit Magnesium. Dieser Komplex bietet dem Körper das wichtigste Protein, weil es hilft, die vielen Gewebe im Körper, die es enthalten, aufzubauen und nachzubilden. Denn mit den Aminosäuren, die wir durch die Zufuhr von Kollagen erhalten, wird wiederum das Kollagen unserer Knochen, Knorpel, Sehnen, Bänder usw. aufgebaut.

In welcher Form eignet sich der Kollagen-Magnesium-Komplex besser: als Tabletten oder Pulver?
Das ist egal. Die meisten entscheiden sich für Tabletten, die sie zusammen mit Fruchtsaft, Milch oder auch Wasser einnehmen. Manche Menschen aber, zum Beispiel Kinder oder ältere Menschen, die schon viele Tabletten einnehmen müssen, bevorzugen Pulver, das sie mit jedem beliebigen Nahrungsmittel aufnehmen können. Das Pulver ist auch für all jene besser geeignet, die unter Reflux oder übersäuertem Magen leiden (zum Beispiel durch Zwerchfellbruch). Sie nehmen es dann mit weniger Flüssigkeit ein.

Wann nimmt man Kollagen und Magnesium am besten ein?
Hierzulande eignet sich das Frühstück sehr gut, weil diese Mahlzeit meist am wenigsten Proteine liefert, und danach wieder der Nachmittagssnack, wenn der Abstand zwischen Mittag- und Abendessen sehr lang ist; oder ansonsten ein spätes, leichtes Abendessen, wie es besonders unter Frauen häufig ist.

Können auch Kinder und ältere Menschen diesen Magnesiumkomplex nehmen?
Sie können nicht nur, sie sollen sogar – besonders jene, die unter Appetitlosigkeit leiden, ebenso Kinder, die über Schmerzen in den Beinen klagen und bei denen Ärzte sagen, sie litten nur unter »Wachstumsschmerzen«, oder ältere Menschen, die nur wenig essen. Es versorgt sie mit jenem Protein, das ihr Knochengerüst am dringendsten braucht.

Welche Dosis Magnesium sollen Kinder, Jugendliche und Erwachsene einnehmen, die Sport treiben?
Die Dosis ist weder von der Sportart noch vom Alter abhängig. Im Grunde muss immer Magnesium als Nahrungsergänzung zugeführt werden, weil unsere Nahrung magnesiumarm ist. Meiner Ansicht nach sollte jeder Mensch zusammen mit dem Frühstück fünf bis sechs Tabletten Magnesium-Kollagen-Komplex einnehmen. So versorgen wir den Körper mit jenem Protein, das für Skelett, Sehnen und Bänder so wichtig ist, und mit etwas Magnesium.

Wer aber bereits unter Magnesiummangelsymptomen leidet, sollte Magnesium in Form von Chlorid oder Carbonat einmal oder mehrmals täglich einnehmen; je mehr oder je stärker die Symptome, desto mehr. Um zu wissen, wie viel, genügt eine große Dosis Hausverstand. Wie schon erwähnt, gibt es in Deutschland Ärzte, die auch 1000 mg und mehr Mg^{++} täglich verabreichen.

Ab welchem Alter sollen Kinder, die Sport treiben, Magnesium nehmen?
Kinder müssen Magnesium einnehmen, wenn sie Mangelerscheinungen haben – unabhängig davon, ob sie sich sportlich betätigen oder nicht. Der Mangel kann sich zum Beispiel folgendermaßen zeigen: Kinder haben Schwierigkeiten beim Aufstehen oder keine Lust zu spielen, schlafen unruhig, haben häufig Schluckauf, Knie-

schmerzen, Konzentrationsprobleme, Tics oder eines der anderen allgemeinen Symptome, die ich weiter oben beschrieben habe.

Wie viel Magnesium sollen schwangere Frauen einnehmen, die Sport treiben?

Schwangere Frauen sollten, unabhängig davon, ob sie Sport treiben oder nicht, zwei- bis dreimal täglich Magnesium einnehmen. Davon, wie immer, möglichst fünf bis sechs Tabletten Magnesium-Kollagen-Komplex zusammen mit dem Frühstück.

Wann sollte man aufhören, Magnesium oder Magnesium-Kollagen-Komplex einzunehmen?

Menschen, die zur Gewichtsreduktion Eiweiß-Diäten (Hyperproteindiäten) wie etwa die Dukan-Diät machen, sollten nicht zusätzlich Proteine zuführen. Statt eines Magnesium-Kollagen-Komplexes sollten sie nur Magnesium nehmen.

Eine Kollageneinnahme ist auch zu vermeiden, wenn eine Nierenerkrankung durch eine Proteus-Infektion besteht. Wenn Nierensteine in Form von Kalziumoxalatsteinen vorliegen, ist Kollagen aber zu empfehlen: zunächst um sie aufzulösen, dann um ihre Neubildung zu verhindern.

Sind unterschiedliche Mengen Magnesium zu empfehlen, je nachdem, welchen Sport man betreibt?

Nein. Die richtige Dosis ist abhängig vom Verbrauch oder vom Grad der Mangelerscheinungen, egal welchen Sport man betreibt.

Welche Gegenden, abgesehen vom Ostafrikanischen Graben, haben magnesiumreiche Böden?

Magnesiumreich sind vulkanische Böden mit dunklem Gestein. Dabei ist der Magnesiumanteil am besten verwertbar, wenn das Material in Form von Vulkanasche vorliegt: allen voran Minerale wie Olivin, Pyroxen oder Amphibol.

Literatur

Karlson, *Biochemie und Pathobiochemie.* Thieme, 1. Auflage 1960
Lehninger, *Biochemie.* Springer, 4. Auflage 2009
Jungermann/Möhler, *Biochemie. Ein Lehrbuch für Studierende der Medizin, Biologie und Pharmazie.* Springer, 1. Auflage 1980
Harper, *Medizinische Biochemie.* Springer 1986
Montgomery/Dryer, *Biochemistry.* 1974
Stryer, *Biochemistry.* 1975
Metzler, *Biochemistry.* 1977

Zeitschriften

Magnesium. Experimental and Clinical Research/Recherches expérimentales et cliniques. Karger Publishers, Basel
Magnesium Research. John Libbey Eurotext, Montrouge, Frankreich
Guidelines. American Heart Association 2004

Über die Autorin

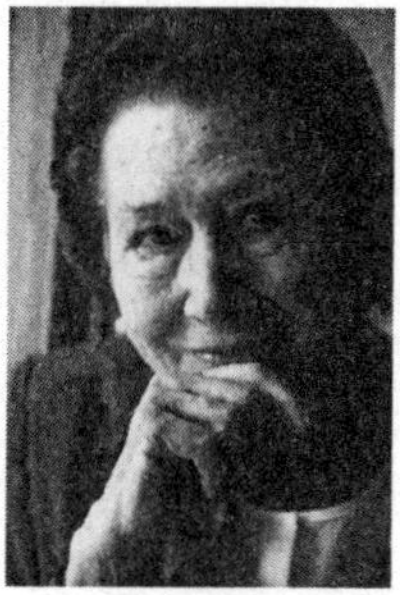

Ana Maria Lajusticia Bergasa, geboren 1924 in Bilbao (Spanien), Chemikerin und Ernährungswissenschaftlerin. Nach dem Chemie-Studium an der Universidad Complutense in Madrid hat sie sich mit Landwirtschaft und Tierernährung beschäftigt und in Fachzeitschriften publiziert. Seit mehr als vierzig Jahren widmet sie sich der Ernährungswissenschaft auf Basis von Biochemie und Molekularbiologie, sie hat an zahlreichen internationalen Kongressen teilgenommen.

Einige Jahre studierte sie Diätologie und die Anwendung von Heilkräutern in der Medizin. Aufgrund ihrer schweren Arthrose-Erkrankung fing sie an, sich eingehend mit der Wirkung von Magnesium zu befassen. Es gelang ihr, ihre von den Ärzten als unheilbar diagnostizierte Erkrankung durch Magnesiumeinnahme weitgehend zu überwinden. Sie spezialisierte sich danach auf die Erforschung ernährungsbedingter Mangelerscheinungen.

Ana Maria Lajusticia Bergasa ist Autorin zahlreicher Gesundheitsbücher, darunter *»Die erstaunliche Wirkung von Magnesium«, »Kampf der Arthrose« und »Osteoporose besiegen«* (Ennsthaler Verlag).

Nähere Informationen über die Autorin:
www.elblogdeanamarialajusticia.com
www.anamarialajusticia.com

WEITERS ERSCHIENEN

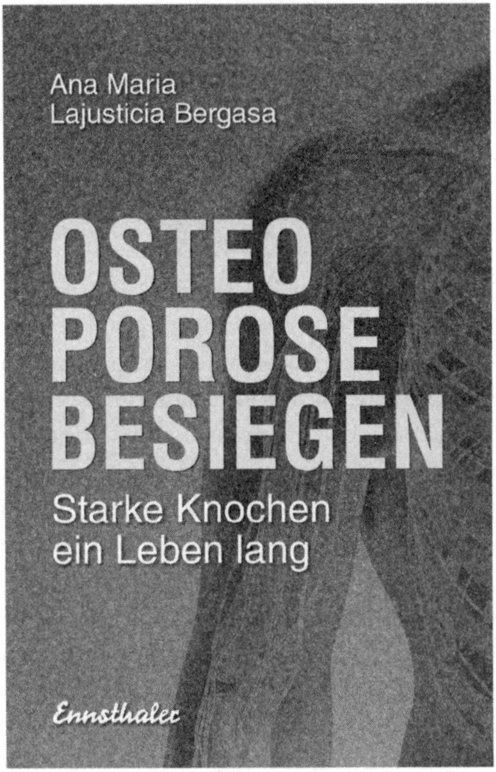

Ana Maria Lajusticia Bergasa
Osteoporose besiegen
Starke Knochen ein Leben lang
104 Seiten, Broschur, Format: 13,5 x 21 cm
ISBN 978-3-85068-961-8

ENNSTHALER VERLAG STEYR

WEITERS ERSCHIENEN

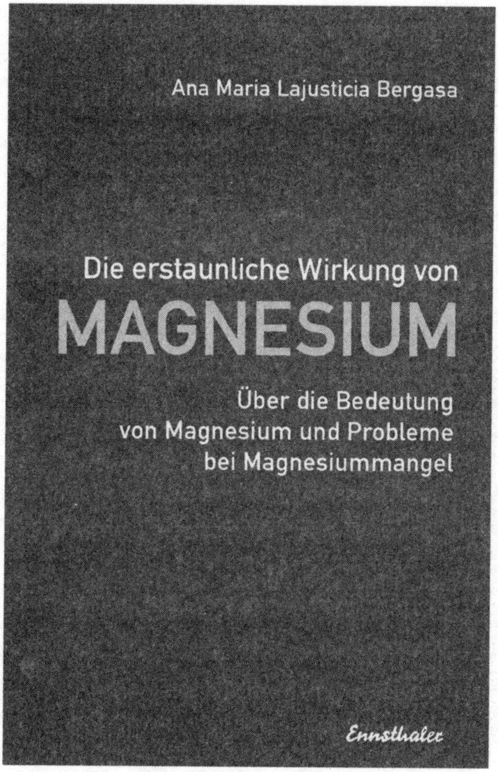

Ana Maria Lajusticia Bergasa
Die erstaunliche Wirkung von Magnesium
Über die Bedeutung von Magnesium und Probleme
bei Magnesiummangel
112 Seiten, Broschur, Format: 13,5 x 21 cm
ISBN 978-3-85068-324-1

ENNSTHALER VERLAG STEYR

WEITERS ERSCHIENEN

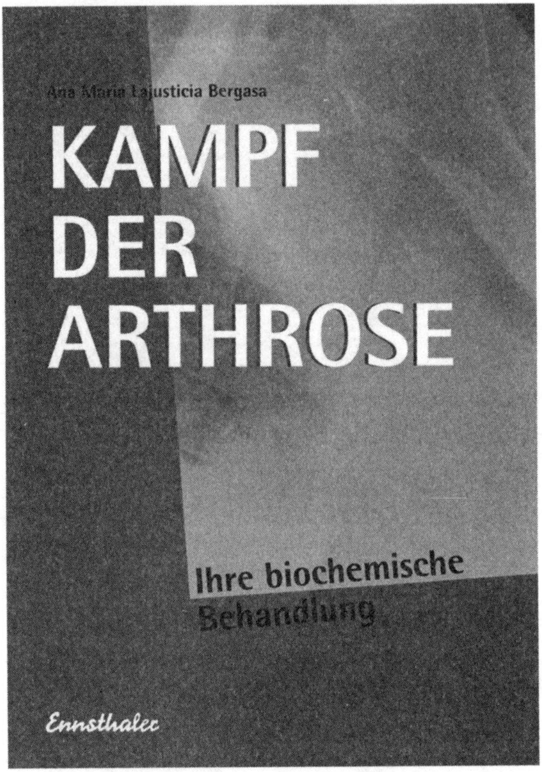

Ana Maria Lajusticia Bergasa
Kampf der Arthrose
Ihre biochemische Behandlung
96 Seiten, Broschur, Format: 14,8 x 21 cm
ISBN 978-3-85068-139-1

ENNSTHALER VERLAG STEYR